中医药畅销书选粹·特技绝活

独特经穴点压疗法

余宗南 编著

中国中医药出版社·北京

图书在版编目（CIP）数据

独特经穴点压疗法/余宗南编著．—2版．—北京：中国中医药出版社，2012.4（2020.5重印）

（中医药畅销书选粹．特技绝活）

ISBN 978 - 7 - 5132 - 0757 - 7

Ⅰ.①独… Ⅱ.①余… Ⅲ.①穴位按压疗法 Ⅳ.①R244.1

中国版本图书馆 CIP 数据核字（2012）第 007205 号

中 国 中 医 药 出 版 社 出 版
北京经济技术开发区科创十三街 31 号院二区 8 号楼
邮政编码 100176
传真 010 64405750
山东百润本色印刷有限公司印刷
各地新华书店经销

*

开本 880×1230 1/32 印张 9.625 字数 254 千字
2012 年 4 月第 2 版 2020 年 5 月第 3 次印刷
书 号 ISBN 978 - 7 - 5132 - 0757 - 7

*

定价 39.00 元

网址 www.cptcm.com

出版者的话

    中国中医药出版社作为直属于国家中医药管理局的唯一国家级中医药专业出版社，自创办以来，始终定位于"弘扬中医药文化的窗口，交流中医药学术的阵地，传播中医药文化的载体，培养中医药人才的摇篮"，不断锐意进取，实现了由小到大、由弱到强、由稚嫩到成熟的跨越式发展，短短的20多年间累计出版图书3600余种，出书范围涉及全国各级各类中医药教材和教学参考书；中医药理论、临床著作，科普读物；中医药古籍点校、注释、语译；中医药译著和少数民族文本；中医药政策法规汇编、年鉴等。基本实现了"只要是中医药书我社最多，只要是中医药教材我社最全，只要是中医药书我社最有权威性"的目标，在中医药界和社会上产生了广泛的影响。2009年我社被国家新闻出版总署评为"全国百佳图书出版单位"。

    为了进一步扩大我社中医药图书的传播效应，充分利用优秀中医药图书的价值，满足更多读者，尤其是一线中医药工作者的需求，我们在努力策划、出版更多更好新书的同时，从早期出版的专业学术图书中精心挑选了一批读者喜欢、篇幅适中、至今仍有很高实用价值和指导意义的品种，以"中医药畅销书选粹"系列图书的形式重新统一修订、刊印。整套图书约 100 种，根据内容大致分为七个专辑："入门进阶"主要是中医入门、启蒙进阶类基础读物；"医经索微"是对中医经典的体悟、阐释；"名医传薪"记录、传承名医大家宝贵的临证经验；"针推精华"精选针灸、推拿临床经验；"特技绝活"展现传统中医丰富多样的特色疗法；"方药存真"则是中药、方剂的精编和临床应用；"临证精华"汇集临床各科精妙之法。可以说基本涵盖了中医各主要学科领域，对于广大读者学习中医、认识中医和应用中医大有裨益。

今年是"十二五计划"的开局之年，我们将牢牢抓住机遇，迎接挑战，不断创新，不辱中医药出版人的使命，出版更多、更好的中医药图书，为弘扬、传播中医药文化知识作出更大的贡献。

中国中医药出版社
2011 年 12 月

内 容 提 要

　　经穴点压疗法就是用手指或手掌来点压、按摩人体经络、穴位和特定部位，以此来维护健康和治疗疾病的方法。本书概括介绍经穴点压的手法，并详细列举了一百余种常见病的治疗方法，每病均配以插图，使读者一目了然，简单易学，且疗效显著，是患者自疗必备之参考书，也可供中医各科临床医师参阅。

前　言

　　经穴点压疗法中的经指的是经络（经脉）及刺激线，穴即穴位（腧穴）。用手指、手掌来点压、按摩人体经络和刺激线、穴位和特定部位，以此来维护健康和治疗疾病的方法，称为经穴点压疗法。

　　经穴点压疗法的特点是指压经络和刺激线、点按穴位、按摩调息并重，集三种疗法作用于一身。用于治病保健、放松养生，既无服药之毒副作用与不便，又节约经费，无针刺之痛苦和恐惧紧张，简便舒适，效著力宏，人们乐于接受。而且，只要掌握一定要领、方法，还可以在家中进行自我点压按摩或由家属帮助施术。为此，笔者在学习前人经验的基础上，参考了国内外有关资料，并结合自己的临床实践，编著成此书，希望对这种疗法的推广应用有所裨益。

　　本书共分十章，分别阐述了经穴点压疗法的作用机理、施术部位、方法和技巧以及临床一百余种疾病的经穴点压治疗方法。

　　本书的特点是简单易懂，在治疗方法上力求简便易行；它的另一个特点是每一种疾病的治疗都配有插图，治疗中所使用的经络、刺激线、穴位和治疗部位均清晰地标在插图上，一目了然，且每种疾病各占二面（文字部分和经穴治疗图各占一面），便于寻查经络、刺激线、穴位及治疗部位（经穴图为平面直观的示意图，每穴的取穴方法在文字中均有所提示）。

　　本书适合家庭保健和治疗之用，也可供医务工作者和按摩爱好者参考。

　　由于时间仓促，临床经验有限，书中不足之处会在下一版中修订。

余宗南

于厦门市中医院

目　录

第一章 总 论

一、什么是经穴点压疗法

经穴点压中的经指的是经络（经脉）及刺激线，穴即穴位（腧穴）。用手指或手掌点压人体的经络、穴位和特定部位，以此来维护健康和治疗疾病的方法，称为经穴点压疗法。

经穴点压疗法是笔者根据中国的点穴疗法和日本的指压疗法，结合中医调息按摩疗法而独创的新疗法。它是术者根据不同的病情和症状，在患者体表适当的穴位、经络循行路线和特定的刺激线、感传区域、患病部位上，用手进行点、按、压、揉、摩、击、捏等不同手法的刺激，通过脏腑气机与皮肤敏感点的表里关系和经络与穴位感传作用及神经体液和生物信息的调整作用，使人体的气血运行畅达，促使已经发生了障碍的功能活动恢复到正常状态，从而达到治疗疾病的目的。正如《医宗金鉴·正骨心法要诀》中指出："按其经络，以通郁闭之气；摩其壅聚，以散瘀结之肿，其患可愈。"

经穴点压疗法与一般推拿按摩既有相似之处，又有不同之特点，前者重在经络、穴位，以静为主，动静结合；后者重在手法、体表，以动为主。

经穴点压疗法的特点是指压经络和刺激线、点按穴位、按摩调息并重，集三种疗法作用于一身，各举其长，相得益彰。该疗法经笔者二十余年的临床应用、总结、提高，现已基本形成一种操作简单、治疗范围广、见效快、疗效好、无痛苦、无副作用、轻松舒适、患者乐于接受的治疗方法。

二、经络的组成和作用

经络学说是中医学理论体系重要组成部分之一。长期以来，它一直在医疗实践中起着主要的指导作用。《灵枢·经别》说："夫十二经脉者，人之所以生，病之所以成，人之所以治，病之所以起，学之所始，工之所止也，粗之所易，上之所难也。"这说明，人体机能维持正常和疾病的发生，都与十二经脉有重要关系。

经络"内属于脏腑，外络于肢节"，通过经络的联系，将人体上下、左右、前后、五脏六腑、头面、躯干、四肢百骸等组织器官紧密地联系成一个完整统一的有机整体。人体的气血、津液等营养物质主要通过经络输布全身，以发挥其濡养、温煦等作用。正如《灵枢·本脏》篇所说："经脉者，所以行血气而营阴阳，濡筋骨，利关节者也。……是故血和则经脉流行，营复阴阳，筋骨劲强，关节清利矣。"经络学说无论是对生理的研究，还是对病理的探索、诊断、预后以及治疗原则的确定等，都有其重要意义。

经络是经脉和络脉的总称。络脉是经脉的分支，纵横如网络一样遍布全身，无处不到。络脉之中比较重要、起着沟通十二经脉表里作用的有十五条大的络脉，名十五络；比络脉更加细小的分支叫孙络。经脉分为十二正经和奇经八脉两大类。此外，尚有由本经别出的正经，即十二经别；十二经脉之气结、聚、散、络于筋肉关节的附属部分，即十二经筋；以及十二经脉机能活动及经脉之气反映于体表的部位，即十二皮部，它们共同组成经络系统。现将经络系统组成以简表的形式作一概要介绍：

经络系统的组成

- 经络系统
  - 经脉
    - 十二经脉：是人体气血津液运行的主要通路。
    - 十二经别：是从十二经脉别出的正经，它可以通达某些正经不能到的地方，以补正经循行之不足。
    - 奇经八脉：它能沟通经脉之间的联系，以调节周身的气血。
  - 络脉
    - 十五络：它是互为表里关系的两条经脉之间的联系通路。
    - 络脉：是经脉横行分支部分，循行部位较浅。
    - 孙络：络脉中再细小的分支称孙络。

  （右：联系内外上下，运行气血津液）

- 连属部分
  - 内属部分
    - 五脏：心、肝、脾、肺、肾。
    - 六腑：大肠、小肠、胆、胃、三焦、膀胱。
  - 外络部分
    - 十二经筋：是十二经脉联系筋肉、关节的附属部分。
    - 十二皮部：是十二经脉之气在体表一定皮肤部位的反应区。

  （右：与经络有密切联系，受经气温煦濡养）

（一）十二经脉

十二经脉各有其所属的脏腑，并以手足三阴三阳和所属的脏腑命名，属脏的称为阴经，属腑的称为阳经。

手三阴经：即手太阴肺经、手少阴心经、手厥阴心包经。

手三阳经：即手阳明大肠经、手太阳小肠经、手少阳三焦经。

足三阴经：即足太阴脾经、足少阴肾经、足厥阴肝经。

足三阳经：即足阳明胃经、足太阳膀胱经、足少阳胆经。

十二经脉是十二脏腑所属的经脉，每一脏腑都各系一经。阴经属脏络腑，多循行于四肢内侧及胸腹部位，其行于上肢内侧面的为手三阴经，行于下肢内侧面的，是足三阴经。阳经属腑络脏，多循行于四肢外侧及脊背头面等部位，其行于上肢外侧面的为手三阳经，行于下肢外侧面的为足三阳经。它们分布于头身四肢所在的前后位置是：手足三阳经是阳明在前（大指侧），少阳在中，太阳在后（小指侧）。手足三阴经是太阴在前（桡侧），厥阴在中，少阴在后（尺侧）。

十二经脉通过手足阴阳表里经的互相连接而逐经相传，其联系途径主要有：①阴经与阳经在四肢部的交接：手太阴自腕后与手阳明交接，手少阴在小指与手太阳交接，手厥阴自掌中与手少阳交接；足阳明与足太阴在跗上交接，足太阳与足少阴在足心交接，足少阳从跗上与足厥阴交接。②阳经与阳经交接，即同名的手足阳经在头面交接：如手足阳明都通于鼻旁，手足太阳均通于目内眦，手足少阳皆通于目外眦。③阴经与阴经交接：如足太阴与手少阴交于心中，足少阴与手厥阴交于胸中，足厥阴与手太阴交于肺中。其循行和交接的一般规律是："手之三阴，从脏走手；手之三阳，从手走头；足之三阳，从头走足；足之三阴，从足走腹。"

表1　十二经脉名称、循行规律及其所属脏腑

部位	阴经	脏腑	部位	阳经	脏腑	备注
手经（上肢）前中后	手太阴 手厥阴 手少阴	肺 心包 心	手经（上肢）前中后	手阳明 手少阳 手太阳	大肠 三焦 小肠	①在小腿部和足部，肝经在前，脾经在中。②在内踝上八寸处肝、脾二经交叉后，脾经在前，肝经在中
足经（下肢）前中后	足太阴 足厥阴 足少阴	脾 肝 肾	足经（下肢）前中后	足阳明 足少阳 足太阳	胃 胆 膀胱	

（二）奇经八脉

奇经八脉就是任、督、冲、带、阴维、阳维、阴跷、阳跷，合称八脉。因其不拘于十二经脉，不直接根属于十二脏腑，无表里配偶关系，也不配属五行干支，与奇恒之府联系密切，故称为奇经。正如元·滑伯仁所说："脉有奇常，十二经者，常脉也，奇经八脉，则不拘于常，故谓之奇经。盖以人之气血，常行于十二经脉，其诸经满溢，则入奇经焉。"在生理

功能上，虽然八脉各有所异，但总的说来，奇经能对正经的气血运行机能起着调节和溢蓄作用。八脉的分布，纵横于全身上下左右，均以其循行的部位和作用而命名。

督脉起于胞中，而出于会阴之间，循行于脊背正中，与手足六阳经交会于大椎穴，和阳维脉交会于哑门、风府穴，总督一身之阳经，为阳脉之海。

任脉起于中极之下的胞宫，以上毛际，行于胸腹正中，至咽喉，上颏，循面，入目，与足三阴经交会于中极、关元穴，和阴维脉交会于天突、廉泉穴，和冲脉交会于阴交穴。虽然和手三阴经不直接相交，但是由于手足三阴经的经脉互相衔接，所以任脉的经气与手足三阴经是互相交通的，它能总任周身之阴经，故为阴脉之海。

冲脉与足少阴肾经并行，上至目下。十二经脉气血均来汇聚，故有"十二经之海"之称，亦称"血海"，具有涵蓄十二经气血的作用。

带脉起于胁下，环行腰间一周、状如束带，有约束诸经之功能。

阴维脉与六阴经相联系，会合于任脉（主一身之里）；阳维脉与六阳经相联系，会合于督脉（主一身之表）。它们分别调节六阴经和六阳经的经气，以维持阴阳经之间的协调和平衡。

阴跷脉起于足跟内侧，随足少阴上行；阳跷脉起于足跟外侧，伴足太阳上行，它们分别循环，交会于目内眦，共同调节肢体的运动和眼睑的开合功能。

奇经八脉中的腧穴，大多寄附于十二经之中，唯任、督二脉，各有其专属的腧穴，故与十二经相提并论，合称为"十四经"。

十四经，是本章内容的重点部分。十四经具有一定的循行路线和病候及其专属腧穴与主治，它不但是经络系统的主干，而且在临床应用上还是辨证归经（诊断疾病）和循经取穴施治的基础。十四经循行分布如图（图1～图3）。

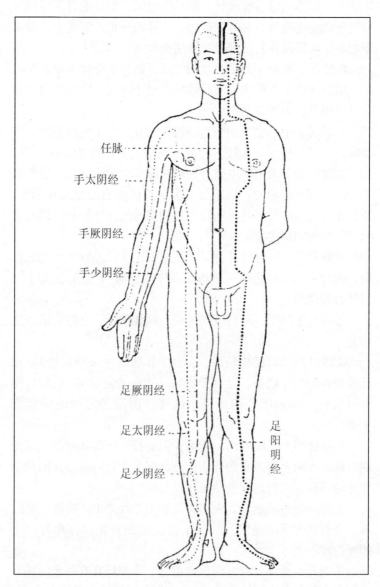

图1　十四经循行分部示意图

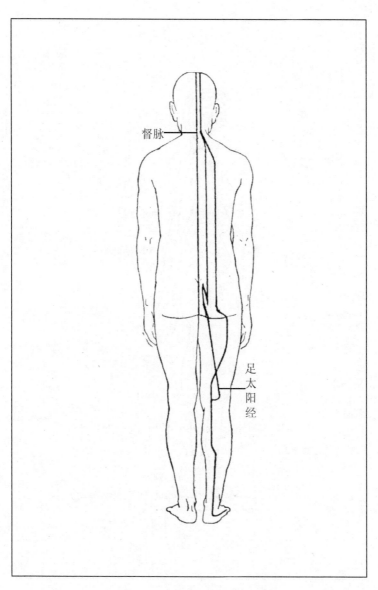

图 2 十四经循行分部示意图

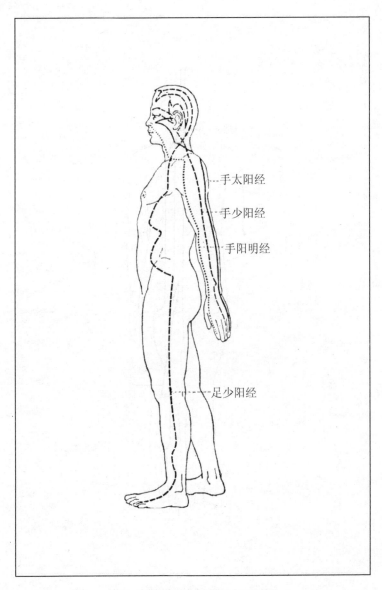

图 3　十四经循行分布示意图

三、经络的生理功能

1. 沟通内外，联系肢体

经络具有联络脏腑和肢体的作用。如《灵枢·海论》篇说："夫十二经脉者，内属于脏腑，外络于肢节。"指出了经络能沟通表里，联系上下，将人体各部的组织、器官联结成一个有机的整体。

2. 运行气血，营养周身

经络具有运行气血、濡养身体的作用。《灵枢·本脏》篇说："经脉者，所以行血气而营阴阳，濡筋骨，利关节者也。"这又指明了经络有着运行气血、调节阴阳和濡养全身的作用。由于经络能输布营养到周身，因而保证了全身各器官正常的功能活动。

3. 抗御外邪，保卫机体

经络还具有抵抗外邪、保护身体的作用。由于经络能"行血气而营阴阳"，"营行脉中，卫行脉外"，使卫气密布于皮肤之中，加强皮部的卫外作用。《灵枢·本脏》篇说："卫气和则分肉解利，皮肤调柔，腠理致密矣。"腠理致密，则"卫外而为固"，故六淫之邪不易侵袭。

四、经络的病理反应

1. 反应病候

由于经络在人体各部分布的关系，如内脏有病时便可在其相应的经脉循行部位出现各种不同的症状和体征。《灵枢·邪客》篇说："肺心有邪，其气留于两肘；肝有邪，其气留于两腋；脾有邪，其气留于两髀；肾有邪，其气留于两腘。"有时内脏疾病还可在头面五官等部位出现反应。例如心火上炎可致舌部生疮，肝火升腾可致两眼肿赤，肾气亏虚可致两耳失聪。这些例证表明，经络与内脏的病理变化是息息相关的。

2. 传注病邪

在正虚邪乘的情况下，经络又是病邪传注的途径。经脉病可以传入内脏，反之，内脏病亦可累及经络。就以外感疾患为例，其病邪侵入的途径，都是由表入里的。如《素问·缪刺论》说："夫邪之客于形也，必先舍于皮毛，留而不去，入舍于孙脉，留而不去，入舍于络脉，留而不去，入舍于经脉，内连五脏，散于肠胃。"这是外感病的一般传变过程。反之，内脏疾患的病理反应亦可影响经络。

五、经络的诊断意义

1. 循经诊察

循经诊察是用手指循经按压，探索其阳性体征和反应。如压痛、皮下结节或皮下组织的隆起、凹陷、松弛和皮肤的变异等，借以分析推断属于某一经的病变与疾病的虚实状态。

2. 扪穴诊察

扪穴诊察就是按压体表的有关腧穴（俞、募、原、郄等），以诊断其相关的内脏疾病。如《灵枢·背俞》篇说："欲得而验之，按其处，应在中而痛解。"这就说明内脏有病时，按压其反应点后，病痛便可缓解。又如《灵枢·九针十二原》篇说："五脏有疾也，应出于十二原，十二原各有所出，明知其原，睹其应，而知五脏之害矣。"这又说明内脏有病时可在四肢腕踝关节部寻找其压痛点，便可得知是何脏、何腑的病证。近代发现，如阑尾炎患者，多在其足阳明胃经的上巨虚的部位出现压痛点；胆囊发生病变的患者，多在其足少阳胆经的阳陵泉下面出现压痛的现象。

六、穴位的分类

1. 十四经穴

十四经穴简称"经穴"，即分布在十二经和任、督二脉上的腧穴。这些腧穴经实践证明，具有主治本经病证的共同作用，因此以类相从地分别归纳于十四经系统中，这是腧穴中的主要部分。现有的三百六十多个经穴中，绝大部分是晋代以前发现的，其中有好多腧穴是发现经络的基础。这些经穴自发现以后，都是经过定位、定名，逐步由散在到系统的。

2. 奇穴

奇穴是指既有一定的穴名，又有明确的位置，但尚未列入十四经系统的腧穴。这些腧穴，对某些病证有特殊的治疗作用，昔称"经外奇穴"。如头部的太阳穴治疗头痛，腰部腰眼穴治疗腰痛等。奇穴的分布虽然比较分散，但与经络系统仍有密切的关系，如印堂穴与督脉、太阳穴与三焦经等即是。

3. 阿是穴

阿是穴又叫"压痛点"、"天应穴"，古代叫做"以痛为腧"。它既无具体的名称，又无固定的位置，而是以压痛点或其他反应点作为腧穴的。

七、腧穴的作用及分布

1. 近治作用

这是一切腧穴（包括十四经穴、奇穴、阿是穴）主治作用所具有的共同特点。这些腧穴均能治疗该穴所在部位及邻近组织、器官的局部病证。例如眼区的睛明、承泣、四白诸穴，均能治疗眼病；胃部的中脘、建里、梁门诸穴，均能治疗胃病等。

2. 远治作用

这是十四经腧穴主治作用的基本规律。在十四经腧穴中，尤其是十二经脉在四肢肘、膝关节以下的腧穴，不仅能治局部病证，还可治疗本经循行所及的远离部位的组织、器官、脏腑的病证，有的甚至具有影响全身的作用。例如合谷穴，不仅能治上肢病证，还能治疗颈部和头面部病证，同时，还能治疗外感病的发热；足三里穴不但能治疗下肢病证，而且对调整消化系统的功能，甚至对人体防卫、免疫反应方面都具有很大的作用。

3. 特殊作用

临床实践证明，点按某些穴位，对机体的不同状态，可起着双重性的良性调整作用。例如泄泻时，点按天枢能止泻；便秘时，点按天枢又能通便。心动过速时，点按内关能减慢心率；心动过缓时，点按内关又可使之恢复正常。这些都是证明。同时，腧穴的治疗作用还具有相对的特异性，如大椎退热、至阴矫正胎位等，均是其特殊的治疗作用。

总之，十四经穴的主治作用，归纳起来大体是：本经腧穴能治本经病，表里经腧穴能治疗相互表里两经病，邻近经穴能配合治疗局部病。各经的主治既有其特殊性，又有其共同性。兹将各经腧穴在体表的位置分部位绘图，简介于下（图4~图10）。

八、腧穴的定位

人体的腧穴很多，每个腧穴的位置不同，这些腧穴定位的准确与否，可以直接影响治疗的效果。现将临床常用的腧穴定位与取穴方法（有骨度分寸、解剖标志、手指同身寸和简便取穴法等）分述于下。

1. 骨度分寸

这种腧穴定位法，始见于我国较早的医学文献《灵枢·骨度》篇。它将人体的各个部位分别规定其折算长度，作为量取腧穴的标准。不论男女、老少、高矮、胖瘦的患者，均可按照这个标准测量。此法历经后人补充修改，已成为腧穴定位的基本准则。现将人体各部常用骨度分寸说明如下（图11）。

2. 解剖标志

体表的各种解剖标志，是腧穴定位的基本方法。临床常用的有以下两种：

（1）固定标志：指不受人体活动影响而固定不移的标志。如五官、毛发、指（趾）甲、乳头、肚脐以及各种骨节突起和凹陷部。由于这种标志固定不移，所以有利于腧穴的定位。例如两眉之间取印堂，两乳之间取膻中等。

（2）动作标志：指必须采取相应的动作姿势才能出现的标志。例如张口于耳屏前方凹陷处取听宫，握拳于掌横纹头取后溪等。

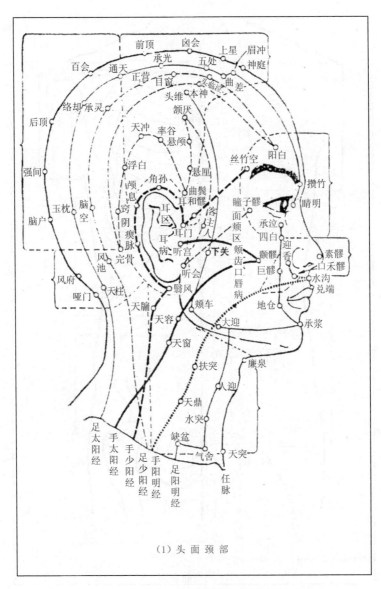

（1）头面颈部

图4 十四经腧穴分部示意图

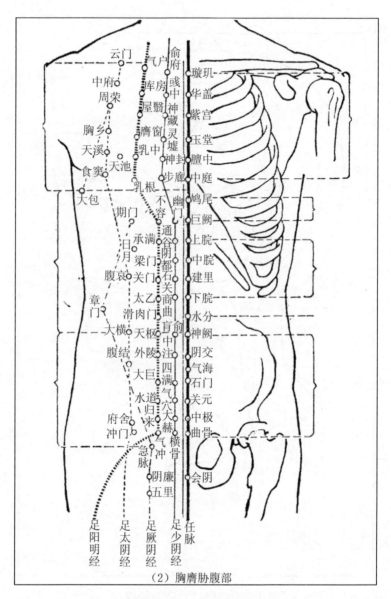

（2）胸膺胁腹部

图5　十四经腧穴分部示意图（续）

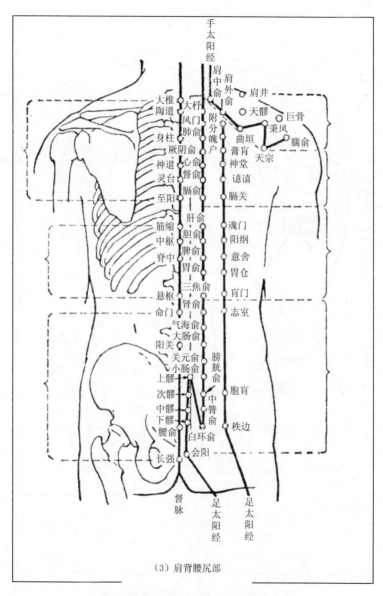

（3）肩背腰尻部

图6　十四经腧穴分部示意图（续）

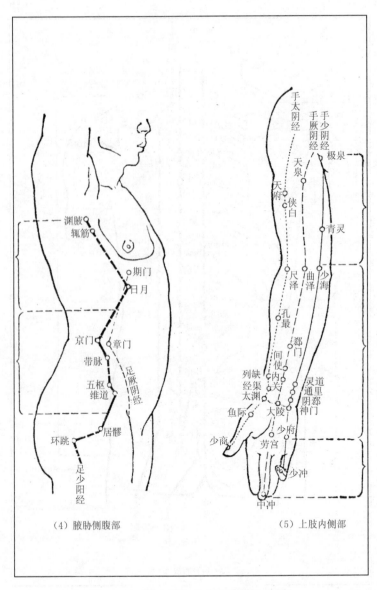

（4）腋胁侧腹部　　　　（5）上肢内侧部

图 7　十四经腧穴分部示意图（续）

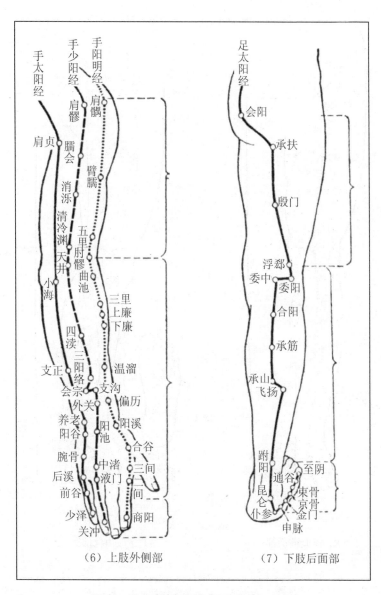

（6）上肢外侧部　　　　（7）下肢后面部

图8　十四经腧穴分部示意图（续）

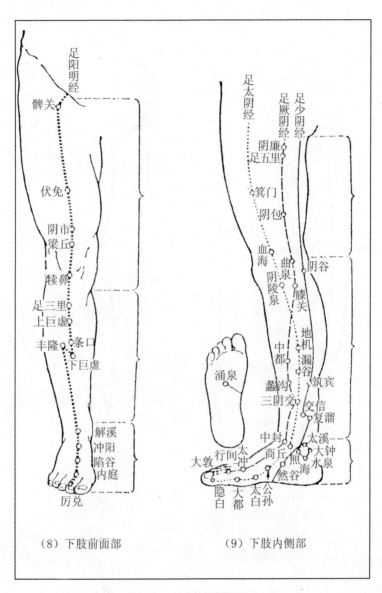

（8）下肢前面部　　（9）下肢内侧部

图9　十四经腧穴分部示意图（续）

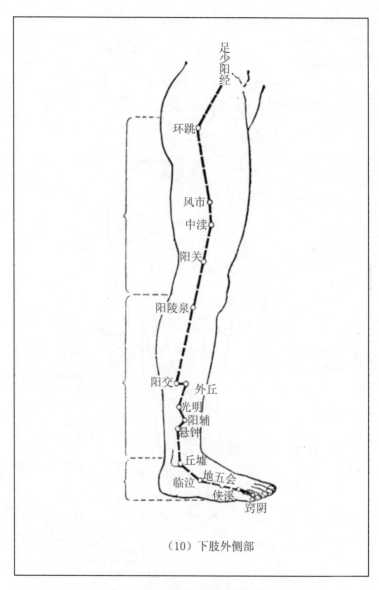

（10）下肢外侧部

图 10 十四经腧穴分部示意图（续）

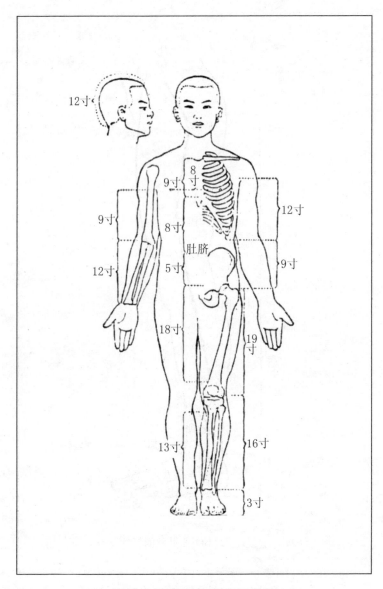

图 11 常用骨度分寸示意图

3. 手指同身寸

手指同身寸是以患者的手指为标准，进行测量定位的方法。临床常用的有以下三种：

（1）中指同身寸：是以患者中指中节屈曲时内侧两端纹头之间作为1寸，可用于四肢部取穴的直寸和背部取穴的横寸（图12）。

（2）拇指同身寸：是以患者拇指指关节的横度作为1寸，亦适用于四肢部的直寸取穴（图13）。

（3）横指同身寸：又名"一夫指"，是令患者将食指、中指、无名指和小指并拢，以中指中节横纹处为准，四指横量作为3寸（图14）。

4. 简便取穴法

简便取穴法是临床上常用的一种简便易行的取穴方法。例如两耳尖直上取百会，两手虎口交叉取列缺，垂手中指端取风市等。

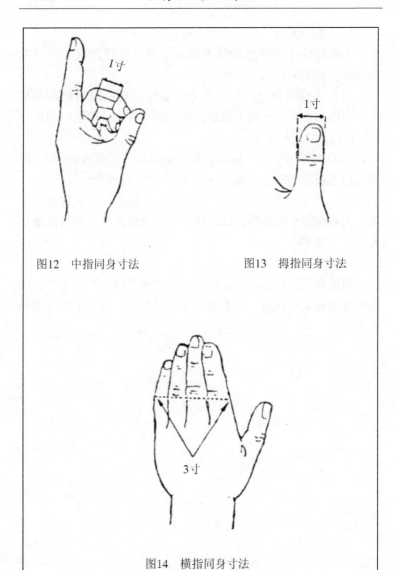

图12　中指同身寸法　　　　　　图13　拇指同身寸法

图14　横指同身寸法

第二章 指压疗法

一、指压疗法的作用机理

指压疗法是日本最具特色的按摩方法，目前已流传到各国。早在四十多年前，日本的指压专家便指出："指压疗法是一种以物理学和心理学为基础的应用技术，其在原理上符合生物学的要求。"因此在应用中，常常能取得理想疗效。

而本书介绍的指压疗法是在吸取了日本指压疗法的手法特色的基础上发展而来的。它重视我国中医经络学说的特色，在指压的线上基本是循着经络的走向进行指压，而日本的指压疗法不注重经络的作用，指压的点、面、线与经络循行没有直接和内在的联系。

指压疗法是在身体各部施用手法的，由于施法的部位不同，影响体内的作用也就不同。下面，简单地谈谈指压对人体各系统的影响，以便在应用本法时有的放矢。

1. 对经络系统的作用

经络系统是中医学认识人体、治疗疾病的独特理论。《灵枢·海论》篇说："……经脉者，内属于脏腑，外络于肢节。"经络是营卫气血在人体运行的通路，而经穴（腧穴）则是营卫气血运行路线中显示的交会点，亦称经络点，其包含于经络系统之中，通过经穴可了解经络体系、认识疾病所在，是指压疗法中辨证施治的依据。当人体某一部位的筋、骨、肌肉、血脉以及脏腑发生病变、功能失调时，通过在其相关联的经络线和穴位上，恰当地运用指压手法，使"力"与"气"的作用沿着相关的经络路线渗透到患者体内，以激发经气，使气至病所产生感应，从而调节内在的不平衡达到协调一致。现代医学研究认为，经气实际上是一种信息载体，在经脉中形成信息流，并通过经和络与全身组织结构沟通信息。指压疗法正是依据经气的运行规律及其信息流的表现而进行诊断和经络穴位的调整，从而达到治疗效果的。

2. 对皮肤的作用

皮肤富有大量的血管、淋巴管、汗腺和皮脂腺，它参加代谢过程，排泄分泌，并参与体温调节等，故皮肤具有重要的生理作用。指压时首先作用于皮肤，可改善皮肤的呼吸，有利于汗腺和皮脂腺的分泌；指压后能使毛细血管扩张，呈主动性充血，改善皮肤的营养，增强皮肤深层细胞的生存能力，从而使皮肤光泽而富有弹性，相应地皮肤温度也有所升高。

3. 对神经系统的作用

指压是一种良性的物理刺激，其手法的作用是通过经络和神经系统的反射机制而获得，所以不同的指压手法对神经系统的作用也不同；即使同一手法，但运用的方式不同（如手法缓急、用力轻重、时间长短等）其作用也不同。一般地说，缓慢而轻的指压手法有镇静之效，急速而重的指压则起兴奋作用。

4. 对肌肉的作用

指压后可以提高肌肉的工作能力和增强耐力，放松肌肉，比消极性休息能更好地消除肌肉疲劳；指压能使肌肉中闭塞的毛细血管开放，增加血流量。因而，被指压的肌肉群，能获得更多的血液供应和营养物质，增强肌肉的潜在能力；并可增进肌肉的张力和弹性，使其收缩机能和肌力增加，防止肌肉萎缩。

5. 对关节、肌腱的作用

指压对关节、肌腱等运动器官也有很大的影响。经过指压后，韧带的弹性和活动性可增强，关节周围的血液循环将更加活跃。从而可以消除关节滑液停滞、淤积及关节囊肿胀、挛缩的现象。指压后关节局部的温度上升，故能祛风散寒、舒筋活血，以利减轻和消除由于外伤所致的关节功能障碍。

6. 对血液系统的作用

指压能加速静脉血管中血液的回流，可促进损伤部位水肿的吸收。由于血管的扩张能降低大循环中的阻力，因此能减轻心脏的负担，有利于心脏的工作。指压还能影响血液的重新分配，调整肌肉和内脏血液流量及贮备的分布状况，以适应肌肉紧张工作时的需要。

7. 对呼吸系统的作用

指压时由于增强了新陈代谢，因而气体代谢增加，指压可以直接刺激胸壁或通过神经反射而使呼吸加深；另外亦可通过指压有关经络和穴位，使哮喘症状缓解。

8. 对消化系统的作用

通过指压可使胃肠壁肌肉的张力增加，增强胃肠的蠕动，兴奋支配腹内器官的神经，增进胃肠等脏器的分泌功能。如指压胃经和足三里穴，胃肠的蠕动显著增强，消化系统的机能得到改善。

二、指压疗法的施术部位及方向

（一）经络指压法

经络指压法是笔者根据中医经络的循行特点及所属脏腑与主治病证相结合，应用于临床治疗的有效方法。其指压的部位一般可根据经络在体表的循行线路由上向下地指压。经络的循行方向如下：

（1）手三阴经（手太阴肺经、手厥阴心包经、手少阴心经）起于胸部，止于手指头。

（2）手三阳经（手阳明大肠经、手少阳三焦经、手太阳小肠经）起于手指头，止于头面部。

（3）足三阳经（足阳明胃经、足少阳胆经、足太阳膀胱经）起于头面部，止于足趾头。

（4）足三阴经：（足太阴脾经、足厥阴肝经，足少阴肾经）起于足趾头（肾经起于足心），止于胸腹部。

（5）督脉：起于尾骨部，止于头面部。

（6）任脉：起于会阴部，止于面部。

（二）经外指压法（线指压法）

线指压法是笔者在长期推拿按摩实践中发现、应用并总结出的独特指压法。它与经络指压法不同，它的应用，既弥补了经络指压法的不足，同时又扩大了指压疗法的应用范围，提高了指压疗法的治疗效果。下面将笔者常用的、行之有效的10条指压线以及指压方向作一简介（图15）。

指压方向宜由上向下、由内向外。

1. 夹脊线

走向：从第1胸椎棘突下旁开0.5寸至第5腰椎棘突下旁开0.5寸处止。

作用：主要用于治疗内脏疾患与内脏疾患引起的痛证，以及脊椎病和神经痛等病证，如冠心病、胃脘痛、腰椎肥大性脊柱炎、坐骨神经痛等病证。

2. 颈肩线

走向：从枕骨下沿颈椎旁直下经过大椎穴旁再顺着肩胛冈上向外至肩峰处止。

作用：主要用于治疗高血压、头痛、颈椎病和肩周炎等病证。

3. 发际线

走向：环绕整个头面部发际循行一周。

作用：主要用于治疗感冒、高血压、头痛、失眠等病证。

4. 眉棱线

走向：从一侧太阳穴开始向前额方向沿眉棱骨的下缘，经过印堂穴再顺着另一侧眉棱骨下缘向外至太阳穴止。

作用：主要用于治疗感冒、近视、三叉神经痛、面神经麻痹等病证。

5. 环耳线

走向：沿着耳朵根部外侧边缘环绕一圈。

作用：主要用于治疗耳鸣、耳聋、失眠、偏头痛、面神经麻痹等病证。

6. 肩胛旁线

走向：沿着肩胛骨外侧缘，从肩胛骨的内上角向下至肩胛骨的下角，再顺着肩胛骨下缘向外上方至肩部后侧横纹止。

作用：主要用于治疗咳嗽、哮喘、冠心病、菱形肌损伤等病证。

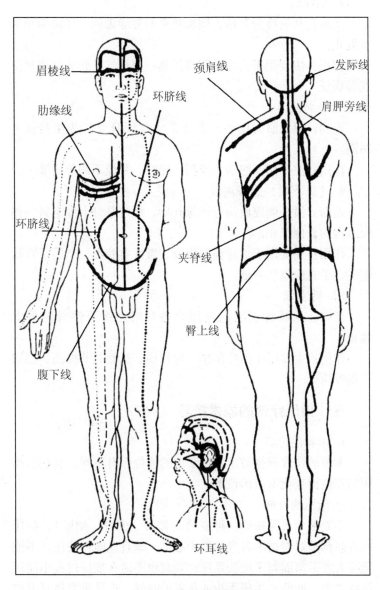

图 15 经外指压线图

7. 肋缘线

走向：从胸椎旁开始，顺着每条肋骨缘走向，经胁部至胸骨处止。

作用：主要用于治疗肋间神经痛、梅核气、肋软骨炎、岔气等病证。

8. 环脐线

走向：以肚脐为中心，旁开 3 寸（同身寸）为半径画一圆圈。

作用：主要用于腹痛、泄泻、痛经、月经不调等病证。

9. （腹下线）腹股沟线

走向：沿一侧腹股沟外侧缘开始，经过耻骨上缘至另一侧腹股沟的外侧缘止。

作用：主要用于治疗前列腺炎、慢性盆腔炎、产后子宫收缩痛、子宫脱垂等病证。

10. 臀上线

走向：从骶骨上缘向两侧沿髂骨嵴上缘至髂骨的外上缘止。

作用：主要用于治疗阳痿、肾绞痛、骶髂关节损伤、腰肌劳损等病证。

三、指压疗法的施术技巧

1. 术者的位置

术者的位置根据被术者所采取的体位而有不同，也根据指压的部位而变化术者的位置。

2. 指压的方向

不论被术者采用哪一种姿势（仰卧、俯卧、侧卧），指压的方向都是对着被术者身体的中心部，垂直地施行按压，不能把指头或手掌面斜于皮肤推压，同时也不能在按压过程中应用拉扯之力。即使是指压手指或足部的时候，也是垂直地对着接触面增加按压力，不能边滑边按。当指压头部、颈部或颜面部的时候更须注意要与接触面垂直，朝着按压中心增加按压力。

3. 指压的强弱

指压的强度应视患者的病情、体质、年龄、性别而定，如对小儿、老人及体弱者用力宜轻；对身体健壮、肥胖者或肌肉丰厚处，指压的力度要大些。

4. 指压的时间

一般情况下，每个指压点每次指压时间 5～10 秒钟。此外，还有间歇压和持续压。

间歇压：分两段或三段压，每段指压后手指轻轻提至皮下，间歇 2～3 秒钟后再进行指压，共指压 20～30 秒钟。此法多用于患部或腧穴。

持续压：持续按压 30～60 秒钟，此法多用手掌在患部按压，操作时要逐渐加大按压的力度，要求力度要抵达内脏和患部深层。

一般指压要求动作平稳和缓，随着指压进行，许多人会感到舒适而进入轻度睡眠状态。因此在指压疗法的应用过程中，常常会产生催眠效果。

5. 指压的顺序

各部位的指压顺序，一般宜沿着经络或刺激线走向，由上向下、由内向外地按压。

6. 指压的速度

所谓速度即指压的快慢。一般都应避免激烈、快速地增加力量按压，而是均匀、缓慢地增加力量。在施术结束时，根据具体情况，一种是快速使指头或手掌离开按压局部；一种是在感到压力已减完，再缓缓离开局部。一般情况下，快速离开多用于急性损伤、疼痛严重时，缓慢离开多用于慢性劳损、酸软乏力、解除疲劳、催眠等时候。

7. 指压与呼吸

施术者和被术者之间应注意两者呼吸的一致性。一般应是在呼气时按压，在加力的间隙或进行下一次之间再吸气以调匀。

当然，指压腰背或四肢部位时呼吸不要求那么严格，但如果被术者体质较弱或指压胸、腹部的时候，应考虑到呼吸的因素。吸气为实，呼气为虚，按压须乘虚而入，这一点与武术、拳击、摔跤等有异曲同工之妙。

8. 指压的要领

施术者首先要对被术者的身体状况有较全面的了解，做到心中有数，才能有的放矢，配合协调。

更为重要的是指压时不可单独使用手指尖端进行，应使用手指的指腹（罗纹面）。运用时，要学会将气贯注于指端，在用力的同时，要有意的概念，初学者往往达不到这一境界。力量的增加，要通过腰部将全身的重量自然地添加下去，并不是使用蛮力。

此外，施术时全神贯注也是力量的源泉，分心分神只能力到而意不到；且施术者的态度应是和蔼可亲，不要使病人感到畏惧，要使被术者的身心与施术者之间彼此产生沟通理解。

9. 注意事项

（1）施术者开始着力时不宜用力太大、太急，以防指压处肌肉骤然紧张起来，抵消了压力，影响了治疗效果。在肌肉结实的部位施压，要注意用力适度；否则，施力越大，患者的肌肉就越坚硬，所以施术者与患者都应放松身体肌肉，这是施压的先决条件。

（2）指压时由一个指压点移至另一个指压点时，手指最好不要离开患者的肌肤。如果指压一处后，手指抬高离开肌肤再指压另一处，会影响指压的效果。

（3）怀孕 5 个月以上或妇女的月经期，不宜在腹部、腰骶部指压。

（4）施术者要经常修整指甲，以指甲尖与指顶端相齐为宜。

（5）冬天，施术者的手要暖和，以免因手冷触及皮肤而引起肌肉紧张。

（6）颜面生疮时应避免指压，患有呼吸器官疾病或心脏疾病者，不宜俯卧接受指压。

四、指压疗法的施术方法

这里所介绍的是指压疗法的最基本方法，只依赖于手指、手掌进行。手掌各部位名称如图 16。

1. 单手大拇指压法

单手大拇指压法指一般只用右手的大拇指压患者局部的方法，其余四指或是握拳或是向外伸开。左手不用于按压，而是用以支撑或支配患者的身体（图17）。

2. 双手大拇指压法

双手大拇指压法是使用左右两手的大拇指按压于施术部位的方法。一般用于指压脊柱的两侧、头部、双下肢及其他肌肉较丰厚的部位。注意用本法指压腹部的时候，力量要充分掌握（图18）。

3. 单手五指头压法

单手五指头压法是用单手五个手指头同时按压体表的方法。本法按压面积大，按压时可借助身体的重量，一般用于胸、腹部按压。亦可将大拇指提起，离开体表，用另四指按压，也称四指头压法（图19）。

4. 三指头压法

三指头压法是将食、中、无名指三指靠拢，指头并齐，操作时三指头合力按压，多用于胸腹部、颈项部（图20）。

5. 四指关节排压法

四指关节排压法是将除拇指以外的四指关节屈曲如拳状，拇指紧靠拳眼，将四指的第一关节突排放在一条直线上，多用于双下肢后侧、腰背部肌肉丰厚处作直线按压。由于按压时四个指关节同时按压在一条经络线上，四个点同时按压，故可节省指压时间（图21）。

6. 双手大拇指并压法

双手大拇指并压法是将双手大拇指头紧贴靠拢，指压时双手拇指头并力用于一个指压点，这样可明显提高指压的力度，用于肌肉结实丰厚处和深部硬块、痛点（图22）。

7. 掌根压法

掌根压法是使用单手或双手掌根按压，多用于患部及腰背（图23）。

8. 手掌压法

手掌压法多用于患部及胸腹部按压。可用单手掌按压，也可用双掌叠压法（用一只手掌按压在患部及胸腹部，另一只手的手掌按压在这只手掌的背侧，双掌协同用力按压）（图24）。

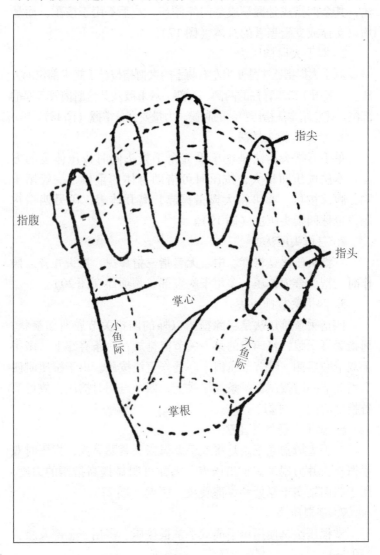

指尖

指腹

指头

掌心

小鱼际

大鱼际

掌根

图 16　手掌各部位名称图

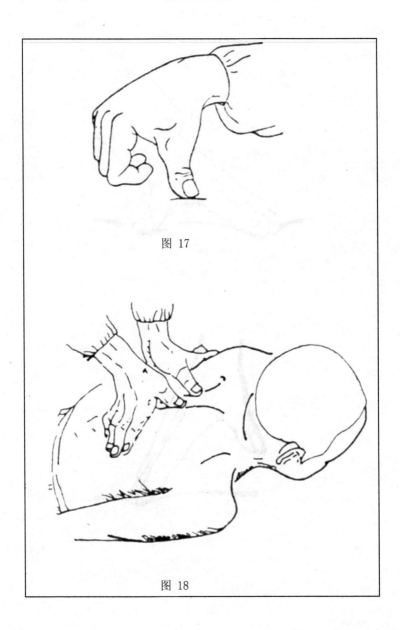

图 17

图 18

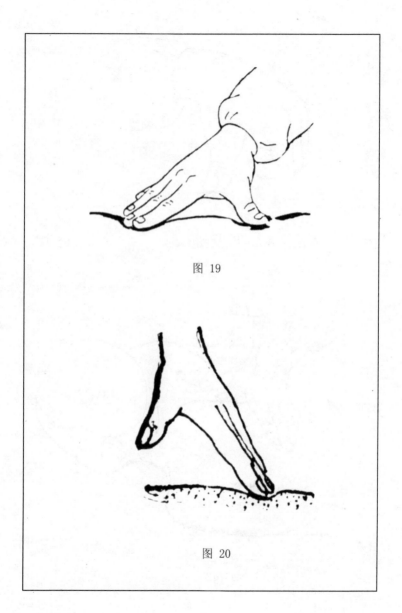

图 19

图 20

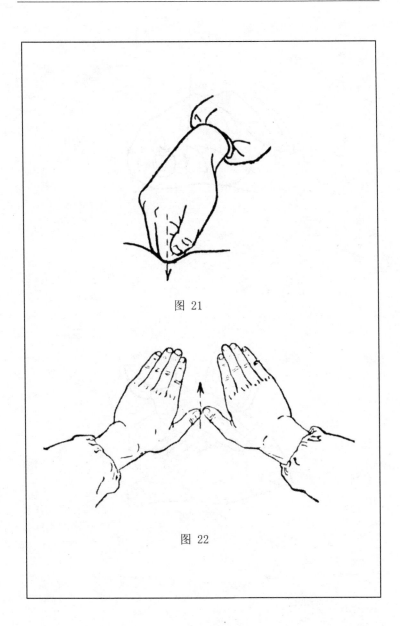

图 21

图 22

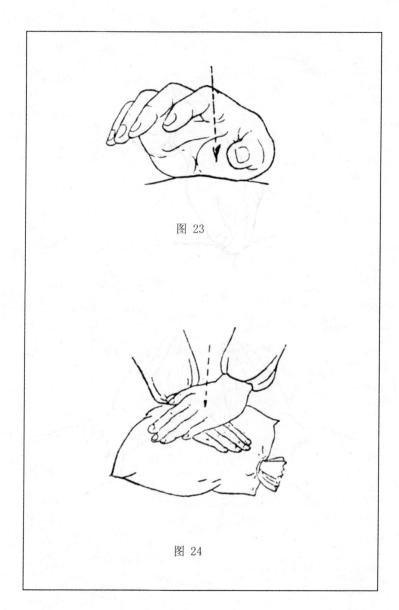

图 23

图 24

第三章　点穴按摩疗法

一、点穴疗法的作用机理

点穴疗法，又叫指针疗法，是中医学的重要组成部分，它是我国劳动人民在长期劳动、生活和同疾病做斗争的过程中，逐步创立和发展起来的一种治疗方法。它既不用药物，又不用工具，仅凭双手在患者的体表穴位和刺激点上施行点、按、揉、捏、叩等手法，通过经络的作用，使体内气血运行通畅，以达到治疗疾病和保健的目的。

多少年来，点穴疗法在中医学的经络、阴阳、五行等理论指导下，通过不断地临床实践，证明它不仅疗效好，而且治疗范围广，对某些疾病的疗效，则为针药所不及，从而获得了较大的发展，逐渐成为人民健康长寿的医疗方法之一。点穴疗法操作简便，易学易懂，安全无痛，适应性广，患者乐于接受，在任何场所都可以施术治疗，便于普及和推广。

（一）经络信息调整

点穴疗法的作用原理，是针刺、按摩等理论相结合而成的，而这两种理论都与穴位、经络有密切关系。穴位和经络共同组成了气血循环系统，输布全身。而穴位是经络在人体表面的反应点，通过经络的联系，脏腑的病理变化可以反映到人体表面，而人体表面的各种刺激也可传导到内部的脏腑。应用点穴疗法按压一定的穴位，通过经络的作用，能调整脏腑的机能，促进气血循环，因而激发人体内在的抵抗力，起到治疗作用。

近年生理学研究表明，人体的各个脏器都具有特定的生物信息（各脏器的固有频率及生物电等），当脏器发生病变时，有关的生物信息就会发生变化，而脏器生物信息的改变可影响整个系统乃至全身的机能平衡。通过在体表特定部位上的刺激，会产生一定的生物信息，通过信息传递系统输入到脏器，对失常的生物信息加以调整，从而起到对病变脏器功能的调整作用，这就是中医点穴疗法以及其他物理治疗的手段依据，它是建立在人体生物电、生物力学、生物内能以及组织器官的生理、生化、解剖学理论基础上的一种古老而又崭新的治疗途径。中医点穴疗法在这方面积累了丰富的经验，如在缺血性心绞痛病人的内关穴用点穴来治疗，输入调整信息，可增加冠状动脉的血液供给，迅速缓解症状。

（二）脏腑气血调整

人体是以五脏为中心，以气、血、津、液为物质基础。凡疾病的发生、发展、变化与患病机体强弱和致病因素的性质有极为密切的关系。病邪作用于人体，正气奋起抗邪，正邪相争，破坏了人体的阴阳相对平衡，使脏腑气机升降失常，气血功能紊乱，从而产生了一系列的病理变化。

《素问·阴阳应象大论》说："阴阳者，……万物之纲纪，变化之父母。"人体内部的一切矛盾斗争与变化均可以阴阳概括，如脏腑、经络有阴阳，气血、营卫、表里、升降等都分阴阳，所以脏腑经络关系失常、气血不和、营卫失调等病理变化，均属于阴阳失调的范畴。

阴阳失调，是指人体在患病过程中，由于阴阳偏胜、偏衰，失去相对平衡，所出现的阴不制阳、阳不制阴的病理变化，也是脏腑、经络、气血、营卫等相互关系失调，以及表里出入、上下升降等气机运动失调的概括。六淫七情、饮食劳倦等各种致病因素作用于人体，必须通过引起机体内部的阴阳失调，才能形成疾病。

点穴疗法对内脏功能有明显的调整阴阳平衡的作用。如肠蠕动亢进者，在足三里和天枢穴进行点按治疗，可使亢进者受到抑制而恢复正常。反之，肠蠕动功能减退者，则可促进其蠕动而恢复正常。这说明点穴治疗可改善和调整脏腑功能，使脏腑阴阳得到相对平衡。这种调整是通过经络、气血而起作用的，点穴疗法作用于体表局部，在局部通经络、行气血、濡筋骨，并通过气血、经络影响到内脏和其他部位。

气血是构成人体的基本物质，是正常生命活动的基础，人的生命活动是气血运动变化的结果，点穴疗法之所以能够治病，其主要因素之一，就是能够调整气血的关系，对气血的循行具有调节和促进作用。

点穴疗法就是在穴位上以手法的直接作用来改变气血循行的状态，即通过手法使气血的系统内能增大，加速了气血的循行，从而起到行气活血的作用，解除因气滞血瘀引起的各种病证。此外，临床实践中还经常见到，人体一旦发生病变，则与病变有关的经脉区范围内的腧穴，就会出现如麻木、酸胀、疼痛、硬结等变化和反应。这些正是气血失调、运行不畅所出现的病理现象，而通过点穴治疗，可以消除腧穴及周围的这些现象，从而证实了点穴疗法对气血的调节作用。

我们知道，点穴疗法的穴位，位于体表，大多分布在经络的循行路线上，是人体经络气血输注出入的处所。它通过经络与脏腑密切相关，可反映各脏腑生理或病理的变化，也可接受各种刺激以调整各脏腑的机能。中医认为疾病的发生与脏腑阴阳偏胜或偏衰、经络气血运行障碍有关，点穴疗法正是通过刺激体表的穴位，纠正脏腑阴阳的偏胜偏衰，改善经络气血的运行，从而达到防治疾病的目的。

从另一角度来看，皮肤有触觉、痛觉、温觉等感觉功能，而这些感觉功能与机体管理内脏器官活动的植物性神经关系密切，点按体表这些穴位就可引起内脏的反射现象。同时，点按本身的直接压力以及对体液的影响，亦可波及内脏。

二、点穴按摩的施术方法

(一) 点法 (主要治疗手法)

点法有屈拇指关节点法、屈食指关节点法和屈肘关节点法、拇指端点法、食指端点法和中指端点法6种，而以拇指端点法最为常用。

屈拇指关节点法是用拇指关节桡侧点按体表 (图25)，而屈食指关节点法是用食指近侧指间关节点按体表 (图26)。

以上两法作用面积小，刺激量大，使用时要根据病人的具

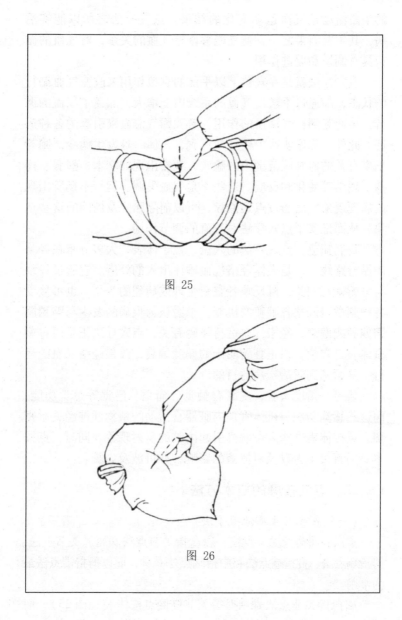

图 25

图 26

体情况和操作部位酌情用力。常用在肌肉较薄的骨缝处，对脘腹挛痛、腰腿痛和四肢关节痛等证常用本法治疗，具有开通闭塞、活血止痛、调整脏腑功能等作用。

屈肘关节点法是用屈曲的肘关节尖端点按体表（图27），多用于局部肌肉丰厚的穴位和痛点，常用于点按环跳、腰眼等穴，操作要求和作用与屈食指关节点法相似。

拇指端点法是用拇指尖点按体表（图28），它适用于全部可以用点穴治疗的病证和不同穴位，具有松解肌肉、开通闭塞、活血止痛和调整脏腑功能等作用。

食指端点（图29）和中指端点（图30）法操作方法和适应病证与拇指端点法相同。由于它们与体表接触的点比拇指端小，因此更适用于小儿疾病和妇女体弱以及老年患者；而对那些穴位范围小、刺激量不需太大的穴位也常选用这种方法点按，如内关、下关穴即是。

以上6种点法操作时着力部位要紧贴体表不可移动（静点法），如有些病情或穴位刺激需要时，也可在点按中加以小弧度的揉动，注意揉动的弧度及范围不可过大。点按的力量应由轻而重，不可使用暴力；点按的力度应以穴位区有较强的酸、胀、麻、重感为佳；每个穴位点按的时间不可少于30秒，需要时有些穴位可点按2~3分钟，一般以每穴1分钟为宜。

为了提高疗效，我们一般在点穴过程中，同时用另一只手配合在患部或内脏在体表的投影区做揉、摩、捏、拍击等手法。如胃脘痛，术者一手在点按足三里穴时，另一手在上腹部加以掌按、掌摩等手法；如腰腿痛，术者在患肢点按委中、承山穴时，另一手在腰部痛区配合做拍击手法；如颈椎病，术者一手在点按后溪、天宗穴时，另一手在颈项部配合做捏法；如肩周炎，术者一手在点按外关、合谷穴时，另一手在肩部配合做揉法。其他疾病治疗的方法相似，也可在点穴之后，配合以上按摩手法以提高疗效。

（二）推法

推法有指推法、掌推法和肘推法三种。用指、掌或肘部着

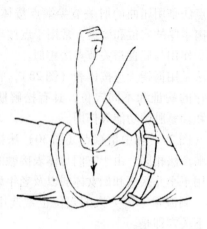

图 27

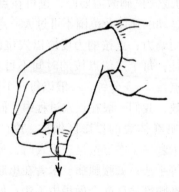

图 28

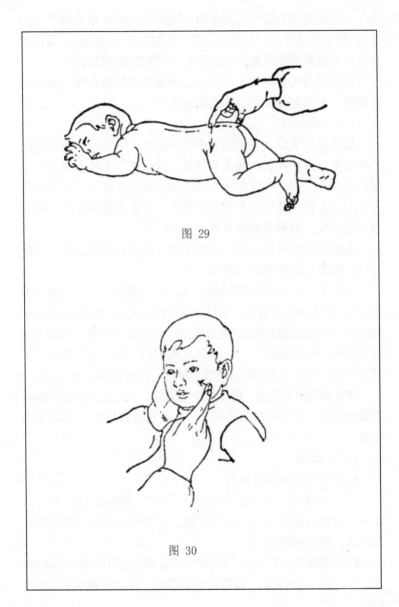

图 29

图 30

力于一定的部位上进行单方向的直线移动，用指称指推法（图31）、用掌称掌推法（图32）、用肘称肘推法（图33）。操作时指、掌或肘要紧贴体表，用力要稳，速度要缓慢而均匀。

推法可在人体各部位使用，能增强肌肉的兴奋性，促进血液循环，并有舒筋活络、温经散寒等作用。

（三）擦法

擦法是用手掌、大鱼际、小鱼际附在一定部位，进行直线来回摩擦。擦法操作时腕关节伸直，使前臂与手接近相平；手指自然伸开，整个指掌要贴在患者体表的治疗部位；以肩关节为支点，上臂主动带动手掌作前后或上下往返移动；掌下的压力不宜太大，但推动的幅度要大。

本法操作时用力要稳，动作要均匀连续；呼吸自然，不可屏气；频率每分钟100～120次。

本法是一种柔和温热的刺激，具有温经通络、行气活血、消肿止痛、健脾和胃等作用。常用于治疗内脏虚损及气血功能失常的病证，尤以活血祛瘀的作用为更强。掌擦法（图34）多用于胸胁及腹部；小鱼际擦法（图35）多用于肩、背、腰、臀及下肢部；大鱼际擦法（图36）在胸腹、腰背、四肢等部位均可运用。

擦法使用时要注意：治疗部位要暴露，并涂适量的润滑油或配制的药膏，既可防止擦破皮肤，又可通过药物的渗透以加强疗效。

（四）揉法

揉法分掌揉和指揉两种。

（1）掌揉法是用手掌大鱼际（图37）或掌根（图38）吸定于一定部位或穴位上，腕部放松，以肘部为支点，前臂作主动摆动，带动腕部摆动。

（2）指揉法（图39）是用手指罗纹面吸定于一定的部位或穴位上，以肘部为支点，前臂作主动摆动，带动腕和指作柔和的摆动。

本法操作时应根据不同病情、部位控制好压力的轻重，动作要协调而有节律。频率每分钟100～120次。

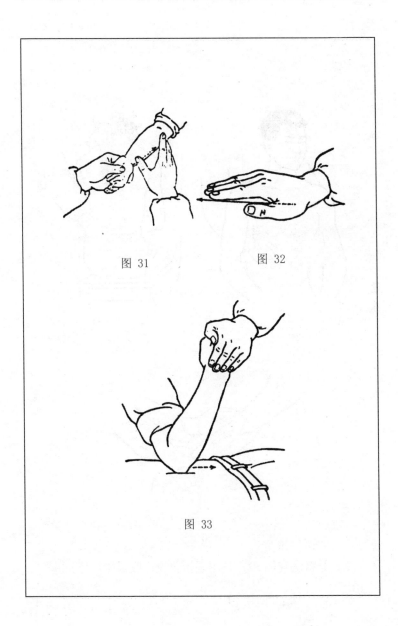

图 31   图 32

图 33

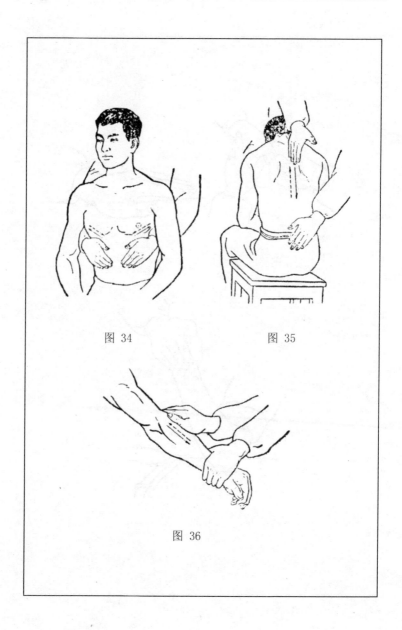

图 34   图 35

图 36

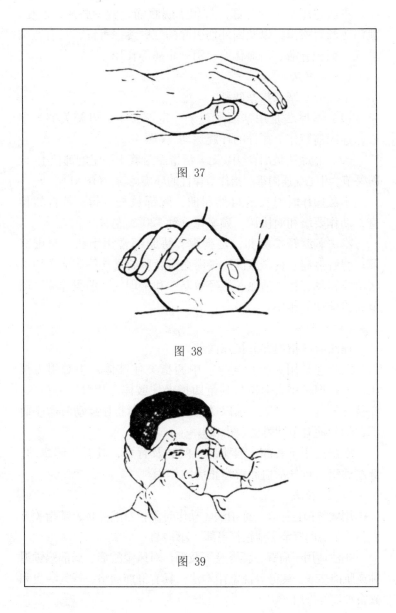

图 37

图 38

图 39

本法适用于全身各部，常用于脘腹痛、胸闷胁痛、便秘、泄泻等肠胃疾患，以及因外伤引起的红肿疼痛等证，具有宽胸理气、消积导滞、活血化瘀、消肿止痛等作用。

（五）摩法

本法分掌摩和指摩两种。

（1）掌摩法是用掌面附着于一定部位上，以腕关节为中心，连同前臂作节律性的环旋运动。（图40）

（2）指摩法是用食、中、无名指指面附着于一定的部位上，以腕关节为中心，连同掌、指作节律性的环旋运动。（图41）

本法操作时肘关节自然屈曲，腕部放松，指、掌自然伸直，动作要缓和而协调。频率每分钟120次左右。

本法刺激轻柔缓和，是胸腹、胁肋部常用手法。对虚寒证、腹脘疼痛、食积胀满、气滞血瘀及胸胁迸伤等病证常用本法治疗，具有行气活血、温经散寒、和中理气、消积导滞、调节肠胃蠕动等作用。

（六）捏法

捏法有三指捏和五指捏两种。

三指捏是用大拇指与食、中两指夹住肢体，相对用力挤压。五指捏是用大拇指与其余四指夹住肢体，相对用力挤压。在挤压的过程中可适当加以揉动，并在相对挤压揉动时循序而下，均匀而有节律性。（图42）

本法适用于头部、颈项部、四肢及背脊，具有松解挛缩、舒筋通络、行气活血和解痉止痛的作用。

（七）拍法

用虚掌拍打体表，称拍法。操作时手指自然并拢，掌指关节微屈，平稳而有节奏地拍打患部。（图43）

拍法适用于肩背、腰臀及下肢部。对风湿酸痛、局部感觉迟钝或肌肉痉挛、疲劳等证常用本法，具有舒筋通络、行气活血和兴奋神经等作用。

（八）击法

击法有拳背、掌根、小鱼际、指尖击四种。

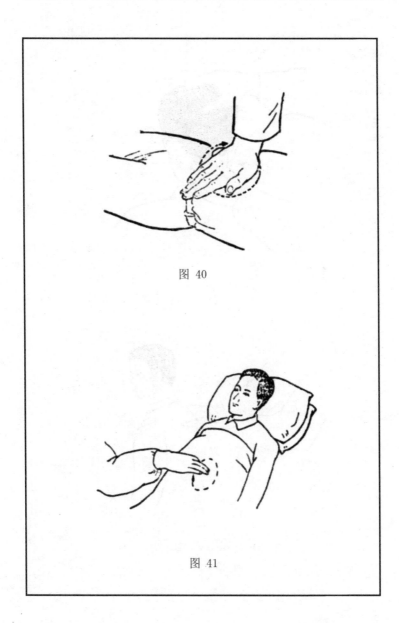

图 40

图 41

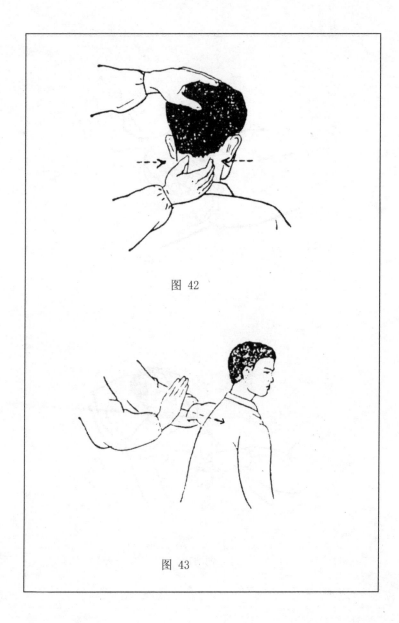

图 42

图 43

（1）拳击法：手握空拳，腕伸直，用拳背平击体表。(图44)

（2）掌击法：手指自然松开，腕伸直，用掌根部叩击体表。(图45)

（3）侧击法（又称小鱼际击法）：手指自然伸直，腕略背屈，用单手或双手小鱼际部击打体表。(图46)

（4）指尖击法：用指端轻轻打击体表。(图47)

击法用劲要快速而短暂，富有弹性，垂直叩击体表，在叩击体表时不能有拖抽动作，速度要均匀而有节奏。

拳击法常用于腰背部；掌击法常用于头项、腰臀及四肢部；侧击法常用于腰背及四肢部；指尖击法常用于头面、胸腹部。本法具有兴奋神经、舒筋通络、调和气血、消除疲劳的作用，对风湿痹痛、跌打损伤、慢性软组织劳损、局部感觉迟钝、肌肉痉挛或头痛等证，常用本法配合治疗。

三、点穴疗法的注意事项

1. 接受点穴治疗的病人，应明确诊断，辨证论治，依法取穴，施术有方，手法正确。

2. 用力要恰当，过小起不到应有的刺激作用；过大易产生疲劳，且易损伤皮肤、产生疼痛。对头面部、颈项部穴位及小儿、年老体弱病人和部分病变区域，手法宜轻些；而对于身体强健、肥胖病人和位于肌肉丰满处的穴位，手法可重些；饭后和便前不宜用重手法。

3. 凡远道而来（包括跑步、骑车、步行）者，需休息10～20分钟再点穴。遇到急病，可灵活运用。

4. 点穴疗法的疗程不宜作硬性规定，而是要根据具体情况，如病程的长短、病情的轻重、急性或慢性以及病人对点穴疗法的耐受程度等，综合考虑疗程的长短。一般来说，急性期每日1～2次，5日为一个疗程；慢性期每日1次，10次为一个疗程，必要时可连续治疗。

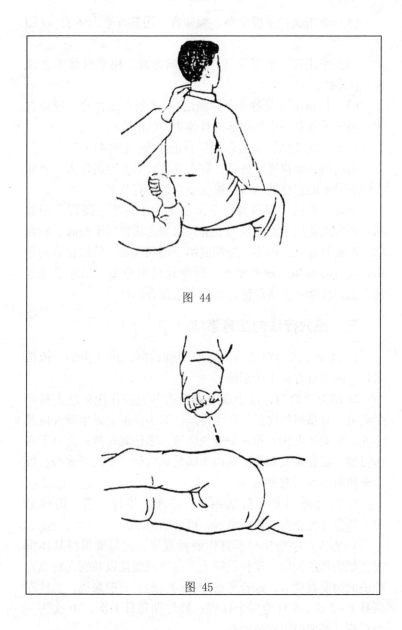

图 44

图 45

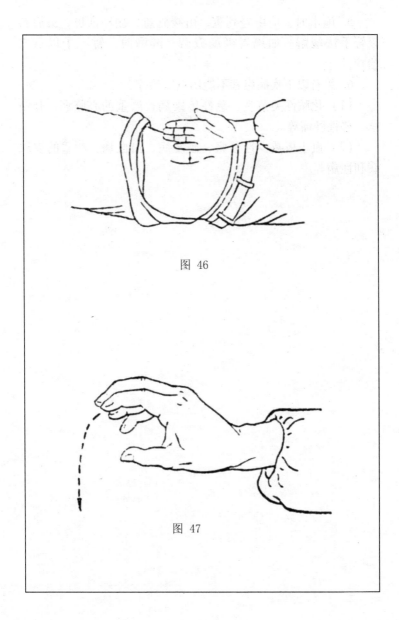

图 46

图 47

5. 施术时，应由轻到重，由缓到急，循序渐进，最后再以轻手法缓解。如患者极度疲劳、醉酒时，暂不予以点穴治疗。

6. 患有以下疾病患者不能用点穴治疗：

（1）化脓性关节炎、急性传染病、严重的心脏病、肺结核、恶性肿瘤等。

（2）血小板减少性紫癜、血友病、白血病、严重的皮肤病和性病等。

第四章 内科病证

一、感　冒

感冒是感受风邪引起的常见外感疾病，临床表现以鼻塞、流涕、喷嚏、咳嗽、头痛、恶寒、发热等为特征。

1. 有效穴位（图48）

（1）督脉：大椎（第7颈椎棘突下）。

（2）膀胱经：风门、肺俞。

（3）经外：太阳。

（4）大肠经：合谷（虎口处，平第2掌骨中点）、曲池。

（5）三焦经：外关（腕背横纹上2寸，桡骨与尺骨之间）。

（6）胆经：风池、肩井（大椎穴与肩峰连线的中点）。

2. 指压经络（线）

（1）督脉：用双手拇指并压法。

（2）膀胱经：用双手拇指压法。

（3）大肠经：用单手拇指压法。

（4）颈肩线：用三指头压法。

3. 点穴按摩

（1）用双手拇指端点按风市、肺俞、合谷、曲池穴。

（2）用食指端点太阳、外关穴。

（3）用单手拇指端点风池、大椎穴的同时，另一手用五指捏法捏前额、头部及肩井部。要求所点的穴位和被捏的部位有较强的酸胀麻感。通常每穴点30~60秒，以下病种与之同。

二、中　暑

中暑是由于夏令在烈日下暴晒，或在高温、高湿度的特殊环境中时间较长所引起的一种急性疾病。本病的主要特征是突然头昏出汗、发热口渴、胸闷心悸、四肢无力，甚至面色苍白、恶心呕吐、血压下降、神昏抽搐等。中医认为本病是由于

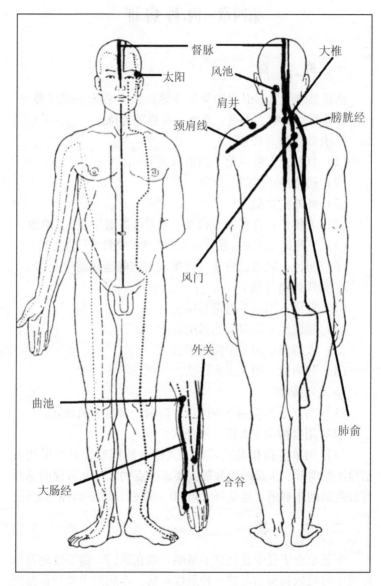

图 48

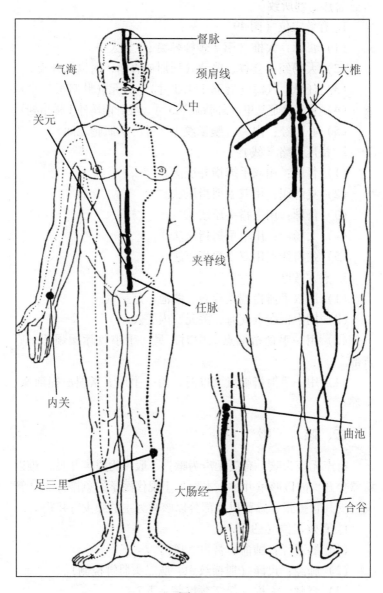

图 49

外感暑热之邪所致。

1. 有效穴位（图 49）

（1）督脉：大椎（第 7 颈椎棘突下）、人中。

（2）大肠经：合谷、曲池（屈肘成直角，肘横纹外端）。

（3）任脉：气海（肚脐下 1.5 寸）、关元（肚脐下 3 寸）。

（4）胃经：足三里（外膝眼下 3 寸，胫骨前嵴外 1 横指处）。

（5）心包经：内关（腕横纹上 2 寸，两肌腱之间）。

2. 指压经络（线）

（1）督脉：用双手拇指并压法。

（2）夹脊线：用双手拇指压法。

（3）任脉：用三指头压法。

（4）大肠经：用单手拇指压法。

（5）颈肩线：用双手拇指压法。

3. 点穴按摩

（1）用双手拇指端点合谷、曲池、足三里穴。

（2）用中指端点气海、关元、内关穴。

（3）用一手食指端点人中时，另一手小鱼际揉颈部、肩背部。

（4）用一手拇指端点大椎时，另一手用五指捏法捏前额、头部。

三、咳　嗽

有声无痰为咳，有痰无声为嗽。一般多为痰声并见，难以截然分开，故以咳嗽并称。本病见于现代医学的急慢性支气管炎、支气管扩张、感冒以及部分以咳嗽为主的肺炎等疾病。

1. 有效穴位（图 50）

（1）膀胱经：肺俞、膏肓、风门。

（2）肺经：尺泽（肘横纹中，肱二头肌腱桡侧）。

（3）督脉：大椎（第 7 颈椎棘突下）。

（4）任脉：膻中（两乳头连线中点）。

（5）胆经：肩井（大椎与肩峰连线的中点）。

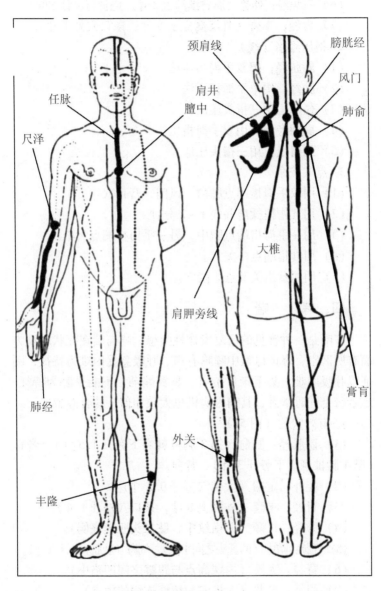

图 50

（6）三焦经：外关（腕背横纹上2寸，桡骨与尺骨之间）。

（7）胃经：丰隆（外踝高点上8寸，条口穴外1寸）。

2. 指压经络（线）

（1）膀胱经：用双手拇指压法。

（2）肺经：用单手拇指压法。

（3）任脉：用三指头压法。

（4）肩胛旁线：用双手拇指压法。

（5）颈肩线：用三指头压法。

3. 点穴按摩

（1）用双手拇指端点肺俞、风门、膏肓穴。

（2）用五指捏揉肩井穴1～2分钟。

（3）用一手拇指端点膻中，另一手拇指端点大椎。

（4）用食指端点外关穴。

（5）用屈食指关节点丰隆穴。

四、哮　喘

哮喘是一种常见的反复发作性疾患。哮与喘在症状表现方面有所区别，哮证以喉中哮鸣有声、呼吸急促困难为特征；喘证以呼吸困难，甚至张口抬肩、鼻翼煽动、不能平卧为特征。二者每见同时举发，其病因病机也大致相似，故合并叙述。

1. 有效穴位（图51）

（1）膀胱经：肺俞（第3胸椎棘突下旁开1.5寸）、膏肓（第4胸椎棘突下旁开3寸）、肾俞。

（2）经外：定喘（大椎穴旁开0.5寸）。

（3）胃经：丰隆（外踝上8寸，条口穴外开1寸）。

（4）肺经：尺泽（肘横纹中，肱二头肌腱桡侧）。

（5）任脉：膻中（两乳头之间中点）、气海（肚脐直下1.5寸）。

（6）肾经：太溪（内踝高点与跟腱之间凹陷中）。

（7）胆经：肩井（大椎穴与肩峰连线的中点）。

2. 指压经络（线）

（1）膀胱经：用双手拇指压法。

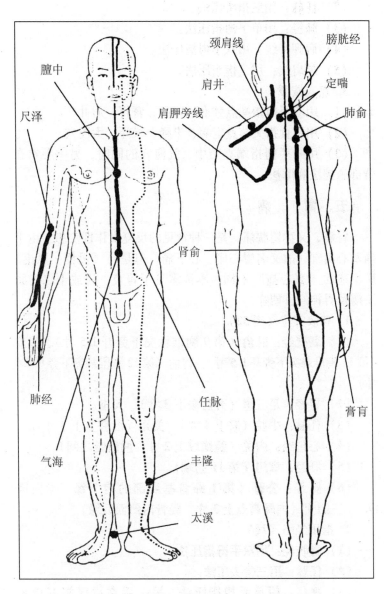

图 51

（2）任脉：用三指头压法。

（3）肺经：用单手拇指压法。

（4）肩胛旁线：用双手拇指压法。

（5）颈肩线：用三指头压法。

3. 点穴按摩

（1）用双手拇指端点肺俞、肾俞、膏肓、肩井穴。

（2）用屈食指关节点定喘、丰隆、尺泽、太溪穴。

（3）用一手拇指端点膻中、气海穴的同时，另一手掌在背部施擦法和摩法。

五、胃　　痛

胃痛，又称胃脘痛，是一种常见的反复发作性疾患。由于痛及心窝部，故又名胃心痛、心下痛，但是与《灵枢·厥论》所论述的"真心痛"不同。本证多见于胃炎、胃或十二指肠溃疡及胃神经官能症。

1. 有效穴位（图52）

（1）膀胱经：肝俞（第9胸椎棘突下旁开1.5寸）、脾俞（第11胸椎棘突下旁开1.5寸）、胃俞（第12胸椎棘突下旁开1.5寸）。

（2）胃经：足三里（外膝眼下3寸）、天枢。

（3）任脉：中脘（脐上4寸）、关元（肚脐直下3寸）。

（4）心包经：内关（腕横纹上2寸，两肌腱之间）。

（5）肝经：章门（第11肋端）。

（6）脾经：公孙（第1跖骨基底部的前下缘，赤白肉际）、三阴交（内踝高点上3寸，胫骨内侧面后缘）。

2. 指压经络（线）

（1）膀胱经：用双手拇指压法。

（2）任脉：用三指头压法。

（3）脾经：用单手拇指压法，另一手在胃区施五指头压法。

（4）夹脊线：用四指关节排压法。

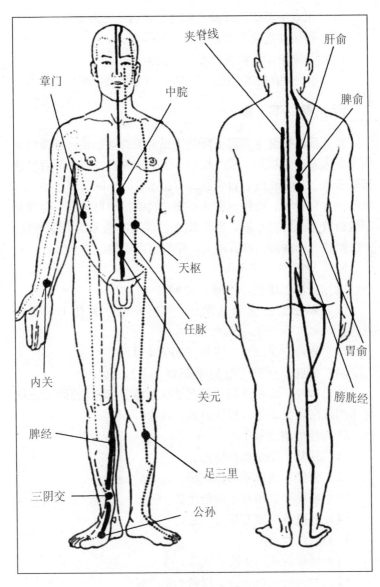

图 52

3. 点穴按摩

（1）用双手拇指点肝俞、脾俞、胃俞、三阴交穴。

（2）用屈食指关节点足三里、公孙穴。

（3）用中指端点内关、章门、天枢穴。

（4）用一手食指端点关元穴，另一手掌轻揉中脘穴及胃区。

六、胃 下 垂

　　胃下垂是指整个胃部下降至不正常的位置，是一种慢性疾病。临床表现为早期一般无症状，下垂较重者食后腹部有胀感和坠胀感，有时腹痛、自觉腹部有振水音，平卧后这种感觉即消失。常有嗳气、便秘、食欲不振、自觉口中有臭气、全身营养状态较差、精神不振、容易疲乏、严重者头晕、失眠等证。中医则认为本病多为脾胃虚弱、中气下陷所致。

　　1. 有效穴位（图53）

（1）任脉：中脘、气海、关元。

（2）膀胱经：脾俞（第11胸椎棘突下旁开1.5寸）、胃俞。

（3）胃经：足三里、天枢（脐旁2寸）。

（4）督脉：脊中（第11胸椎棘突下）、百会。

（5）脾经：太白（第1跖骨小头后缘，赤白肉际）、三阴交（内踝高点上3寸，胫骨内侧面后缘）。

　　2. 指压经络（线）

（1）任脉：用三指头压法。

（2）胃经：用单手拇指压法。

（3）膀胱经：用双手拇指压法。

（4）环脐线：用五指头压法。

　　3. 点穴按摩

（1）用食指端点中脘、气海、关元、天枢穴。

（2）用拇指端点脾俞、胃俞、足三里穴。

（3）用屈食指关节点百会、脊中、太白、三阴交穴。

（4）在腹部施摩法和揉法各2～3分钟。

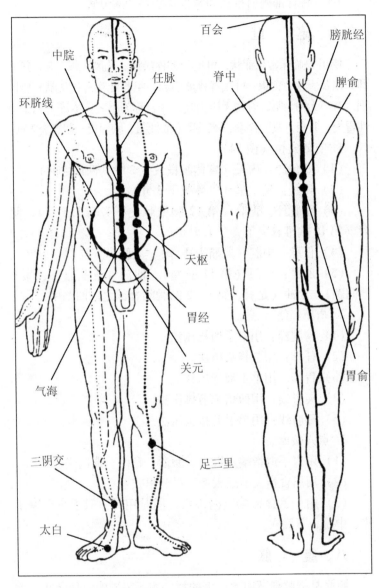

图 53

（5）在背部施肘推法和掌根揉法各约 5 分钟。

七、呕　　吐

呕吐是临床常见症状，可见于多种疾病。凡风、寒、湿、热诸邪，以及痰饮、食积、肝气等皆能引起。呕与吐在古代文献有所区别，有声无物为呕，有物无声为吐，今合称为呕吐。本证可见于急性胃炎、肝炎、贲门痉挛、幽门痉挛或梗阻、胰腺炎、胆囊炎等病。

1. 有效穴位（图 54）

（1）心包经：内关（掌侧腕横纹上 2 寸，两筋之间）。

（2）胃经：足三里（外膝眼下 3 寸）。

（3）膀胱经：胃俞（第 12 胸椎棘突下旁开 1.5 寸）、胆俞（第 10 胸椎棘突下旁开 1.5 寸）。

（4）任脉：中脘（肚脐上 4 寸）、上脘、下脘。

（5）肝经：章门（第 11 肋端）、期门（乳头直下，第 6 肋间隙）、太冲（足背，第 1、2 跖骨结合部之前凹陷中）。

2. 指压经络（线）

（1）膀胱经：用双手拇指压法。

（2）任脉：用三指头压法。

（3）胃经：用单手拇指压法。

（4）夹脊线：用四指关节排压法。

（5）环脐线：用单手五指头压法。

3. 点穴按摩

（1）用双手拇指端点胃俞、胆俞、章门、期门穴。

（2）用屈食指关节点太冲、足三里穴。

（3）用一手食指端点内关穴，同时用另一只手掌轻摩上脘、中脘、下脘穴。

八、腹　　胀

腹胀是指脘部及脐部以下的整个腹部胀满的一种症状。多由饮食失节、起居失常、气滞湿阻、脾胃虚弱以及外伤、手术后遗症等原因引起。本病多见于现代医学的急慢性胃肠炎、胃

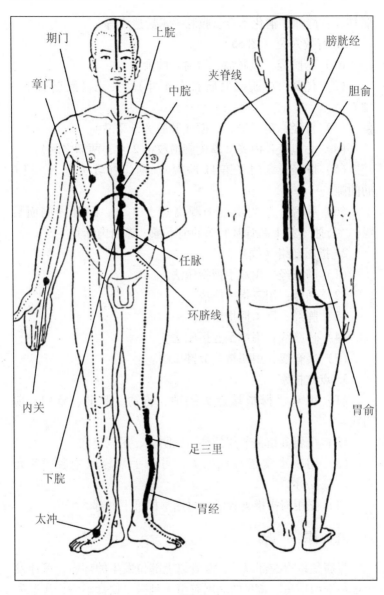

期门 上脘
章门 中脘
夹脊线 膀胱经
胆俞
任脉
环脐线
内关
胃俞
下脘
足三里
太冲
胃经

图54

肠神经官能症、消化不良、腹腔手术后遗症等。

1. 有效穴位（图 55）

（1）膀胱经：大肠俞、胃俞、脾俞。

（2）任脉：中脘（肚脐直上 4 寸）、关元（肚脐直下 3 寸）。

（3）胃经：足三里、天枢（肚脐旁开 2 寸）。

（4）心包经：内关（掌侧腕横纹上 2 寸，两筋之间）。

（5）肝经：章门（第 11 肋端）、期门（乳头直下，第 6 肋间隙）。

（6）脾经：三阴交（内踝高点上 3 寸，胫骨内侧面后缘）、公孙（第 1 跖骨基底部的前下缘，赤白肉际）。

2. 指压经络（线）

（1）膀胱经：用双手拇指压法。

（2）任脉：用三指头压法。

（3）脾经：用单拇指压法。

（4）环脐线：用单手五指压法。

（5）夹脊线：用四指关节排压法。

3. 点穴按摩

（1）用双手拇指端点大肠俞、胃俞、脾俞、章门、期门穴。

（2）用屈食指关节点公孙、三阴交、足三里穴。

（3）用一手食指端点内关，另一手掌轻摩中脘、关元穴区。

（4）先用拇指推夹脊线，再用掌根推下背部。

九、腹　　痛

腹痛是指胃脘部以下、耻骨以上部位发生的疼痛，可伴发于多种脏腑疾患。常见的病因有情志刺激、饮食不节、寒温失调、虫积等。腹痛大多见于现代医学的急慢性胰腺炎、急慢性肠炎、肠痉挛、胃肠神经官能症等。

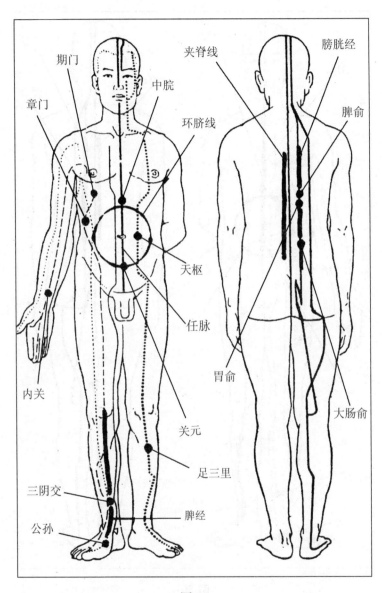

图 55

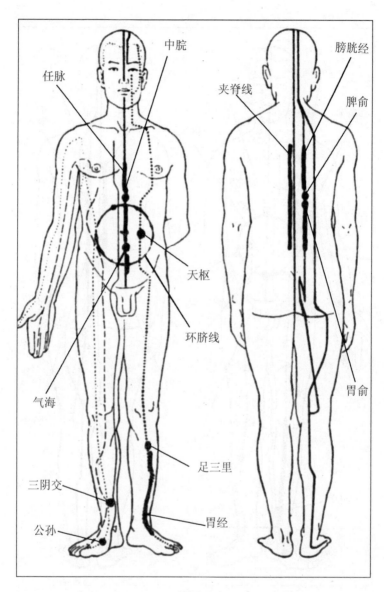

图 56

1. 有效穴位（图56）

（1）胃经：足三里（外膝眼下3寸）、天枢（肚脐旁开2寸）。

（2）膀胱经：脾俞（第11胸椎棘突下旁开1.5寸）、胃俞（第12胸椎棘突下旁开1.5寸）。

（3）任脉：气海（肚脐直下1.5寸）、中脘（肚脐上4寸）。

（4）脾经：三阴交（内踝高点上3寸，胫骨内侧面后缘）、公孙（第1跖骨基底部的下缘，赤白肉际）。

2. 指压经络（线）

（1）膀胱经：用双手拇指压法。

（2）胃经：用单手拇指压法。

（3）任脉：用三指头压法。

（4）夹脊线：用四指关节排压法。

（5）环脐线：用五指头压法。

3. 点穴按摩

（1）用双手拇指端点脾俞、胃俞穴。

（2）用屈食指关节点足三里、三阴交、公孙穴。

（3）用一手食指端点气海穴，另一手掌摩中脘、天枢穴区。

（4）先用拇指推、揉夹脊线，再用掌根推整个下背部。

十、呃　　逆

呃逆是指气逆上冲，喉间呃呃连声、声短而频、不能自制的一种病证，俗称"打嗝"，古称"哕"。本病多由寒邪、胃实、食滞、气郁或脾胃虚寒、元气亏损或重病、大病之后正气衰弱而致。本病多见于现代医学的胃、肠、肝、胆、腹膜、食道、纵隔疾病引起的膈肌痉挛。

1. 有效穴位（图57）

（1）膀胱经：胃俞（第12胸椎棘突下旁开1.5寸）、膈俞（第7胸椎棘突下旁开1.5寸）。

（2）心包经：内关（掌侧腕横纹上2寸，两筋之间）。

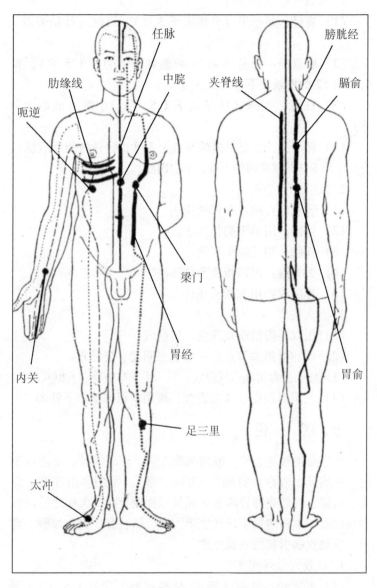

图 57

（3）经外：呃逆（前胸，乳头直下5寸）。

（4）胃经：梁门（肚脐直上4寸，旁开2寸）、足三里。

（5）任脉：中脘（肚脐上4寸）。

（6）肝经：太冲（足背，第1、2跖骨结合部之前凹陷处）。

2. 指压经络（线）

（1）膀胱经：用双手拇指压法。

（2）任脉：用三指头压法。

（3）胃经：用单手拇指压法。

（4）夹脊线：用四指关节排压法。

（5）肋缘线：用双手拇指压法。

3. 点穴按摩

（1）用拇指端点胃俞、膈俞、足三里穴。

（2）用食指端点太冲、内关穴。

（3）用指揉法揉呃逆、梁门、中脘穴。

（4）用掌擦法擦胸胁和背部各2~3分钟。

十一、泄 泻

泄泻，是指排便次数增多，粪便稀薄，甚至泻出如水样。古人以大便溏薄而势缓者为泄，大便清稀如水而直下者为泻。本病一年四季均可发生，但以夏秋两季为多见。它可包括现代医学胃、肠、肝、胆、胰腺等疾病引起的腹泻。

1. 有效穴位（图58）

（1）膀胱经：脾俞（第11胸椎棘突下旁开1.5寸）、大肠俞（第4腰椎棘突下旁开1.5寸）。

（2）胃经：足三里（外膝眼下3寸）、天枢（肚脐旁开2寸）、上巨虚（足三里穴下3寸）。

（3）督脉：命门（第2腰椎棘突下）。

（4）脾经：阴陵泉（胫骨内侧髁下缘凹陷中）、三阴交（内踝高点上3寸，胫骨内侧面后缘）。

（5）任脉：关元（肚脐下3寸）、中脘（肚脐上4寸）。

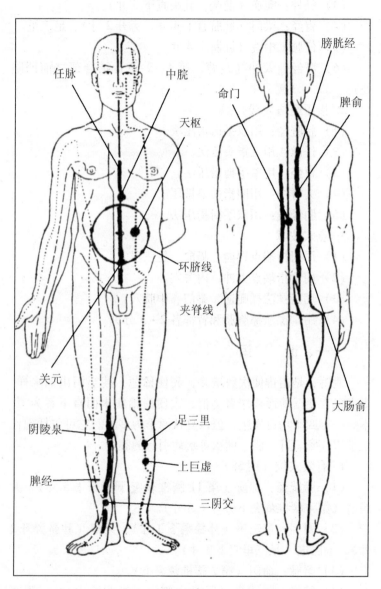

图 58

2. 指压经络（线）

（1）膀胱经：用双手拇指头压法。

（2）任脉：用三指头压法。

（3）脾经：用单手拇指压法。

（4）环脐线：用单手五指头压法。

（5）夹脊线：用四指关节排压法。

3. 点穴按摩

（1）用拇指端点脾俞、大肠俞、命门穴。

（2）用屈食指关节点足三里、上巨虚、阴陵泉、三阴交穴。

（3）用中指端点天枢、中脘、关元穴。

（4）用手掌逆时针方向摩腹 1 ~ 2 分钟。

十二、痢　　疾

痢疾为常见的肠道传染病，多发生于夏秋季节，以腹痛、里急后重、痢下赤白脓血为主证。主要因湿热或疫毒外侵而引起，亦可因七情内伤或食入秽浊、积滞肠中、传导失常所致。多见于现代医学的急慢性细菌性痢疾、急慢性阿米巴痢疾、慢性非特异性溃疡性结肠炎等病。

1. 有效穴位（图 59）

（1）任脉：气海（肚脐直下 1.5 寸）、关元（肚脐直下 3 寸）。

（2）大肠经：曲池（屈肘成直角，肘横纹外端）。

（3）膀胱经：胃俞（第 12 胸椎棘突下旁开 1.5 寸）、脾俞（第 11 胸椎棘突下旁开 1.5 寸）。

（4）胃经：足三里（外膝眼下 3 寸）、天枢（肚脐旁开 2 寸）、下巨虚（足三里穴下 6 寸）、上巨虚（足三里穴下 3 寸）、内庭（足背第 2、3 趾间缝纹端）。

2. 指压经络（线）

（1）膀胱经：用双手拇指压法。

（2）胃经：用单手拇指压法。

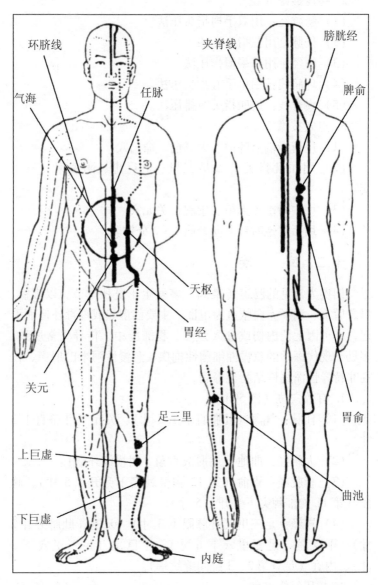

图 59

（3）任脉：用三指头压法。

（4）夹脊线：用四指关节排压法。

（5）环脐线：用单手五指头压法。

3. 点穴按摩

（1）用双手拇指端点胃俞、脾俞、曲池穴。

（2）用屈食指关节点足三里、上巨虚、下巨虚穴。

（3）用食指端点内庭、天枢、气海、关元穴。

（4）用掌推法推腰骶部 1~2 分钟。

十三、便　　秘

便秘指大便秘结不通，排便间隔时间延长或虽不延长而粪便干燥艰涩难解。在正常情况下，食物通过胃肠道，经过消化、吸收，所余残渣的排泄常需 24~48 小时。若排便间隔超过 48 小时，而且排出困难，即可视为便秘。

1. 有效穴位（图 60）

（1）膀胱经：大肠俞、脾俞。

（2）大肠经：合谷（虎口处，平第 2 掌骨中点）。

（3）督脉：大椎（第 7 颈椎棘突下）。

（4）胃经：天枢（肚脐旁开 2 寸）、上巨虚（足三里下 3 寸）、下巨虚（足三里下 6 寸）。

（5）任脉：气海（肚脐直下 1.5 寸）、中脘（肚脐直上 4 寸）。

（6）三焦经：支沟（腕背横纹上 3 寸，桡骨与尺骨之间）。

2. 指压经络（线）

（1）膀胱经：用双手拇指压法。

（2）大肠经：用单手拇指压法。

（3）任脉：用三指头压法。

（4）环脐线：用单手五指头压法。

（5）腹下线：用四指关节排压法。

3. 点穴按摩

（1）用双手拇指端点大肠俞、脾俞、大椎穴。

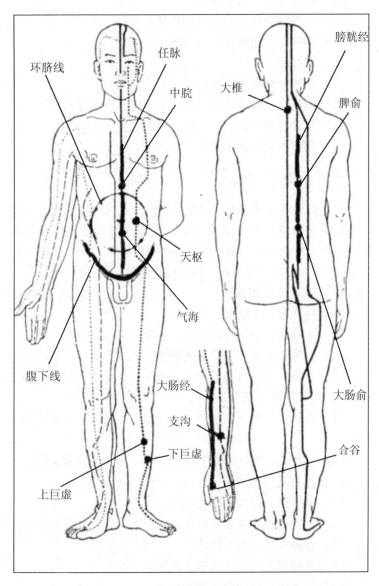

环脐线　任脉　中脘　膀胱经　大椎　脾俞　天枢　气海　腹下线　大肠经　支沟　下巨虚　上巨虚　大肠俞　合谷

图 60

（2）用屈食指关节点上巨虚、下巨虚、支沟穴。

（3）用食指端点天枢、中脘、气海穴。

（4）用一手拇指端点合谷穴，另一手掌同时顺时针方向摩腹 2~3 分钟。

十四、脚 气

脚气，是指以腿软足肿，行动不便为主的疾病，故又有"脚弱"、"软脚病"等名称。因病从脚起，故名为脚气。本病的原因，多由于感受水湿雨雾之气，或坐卧湿地，或工作环境潮湿，日久湿邪乘虚侵入皮肉筋脉所致。

1. 有效穴位（图 61）

（1）膀胱经：脾俞（第 11 胸椎棘突下旁开 1.5 寸）、胃俞、三焦俞（第 1 腰椎棘突下旁开 1.5 寸）。

（2）督脉：人中、命门（第 2 腰椎棘突下）。

（3）胆经：悬钟（外踝高点上 3 寸，腓骨后缘）、阳陵泉（腓骨小头前下方凹陷中）。

（4）任脉：巨阙（肚脐直上 6 寸）、关元（肚脐直下 3 寸）、膻中（前正中线平第 4 肋间隙）。

（5）脾经：阴陵泉（胫骨内侧髁下缘凹陷中）、三阴交。

2. 指压经络（线）

（1）膀胱经：用双手拇指压法。

（2）胆经：用单手拇指压法。

（3）督脉：用双手拇指并压法。

（4）夹脊线：用四指关节排压法。

3. 点穴按摩

（1）用拇指端点脾俞、胃俞、三焦俞、阴陵泉穴。

（2）用中指端点人中、巨阙、关元、膻中穴。

（3）用屈食指关节点命门、悬钟、阴陵泉、三阴交穴。

（4）在患肢施推法和揉法各 2~3 分钟。

（5）在患部施侧击法和掌击法各 100~200 次。

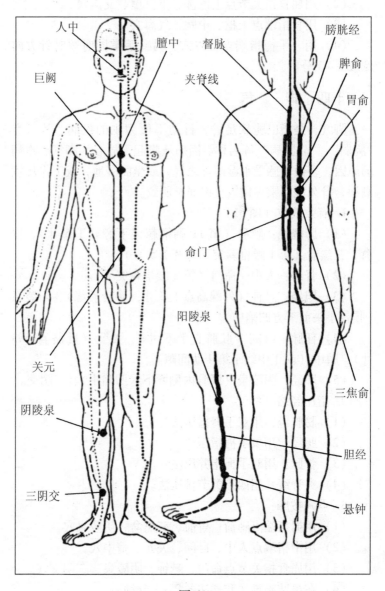

图 61

十五、痿　　证

痿证，是以肢体痿软无力、麻木不仁、不能随意运动、肌肉萎缩等为主要表现的疾患。临床上以下肢痿弱较为多见，故有"痿躄"之称。"痿"是指肢体痿弱不用，"躄"是指下肢软弱无力、不能步履之意。

1. 有效穴位（图62）

（1）大肠经：肩髃（肩峰端下缘，当肩峰与肱骨大结节之间，三角肌上部中央）、手三里（曲池穴下2寸）、合谷。

（2）胃经：解溪（足背踝关节横纹的中央，拇长伸肌腱与趾长伸肌腱之间）、足三里。

（3）膀胱经：昆仑（外踝高点与跟腱之间凹陷中）、委中（腘横纹中央）、肾俞、脾俞、肺俞。

（4）胆经：居髎（髂前上棘与股骨大转子高点连线的中点）、阳陵泉、悬钟。

2. 指压经络（线）

（1）膀胱经：用双手拇指压法。

（2）胆经：用双手拇指并压法。

（3）大肠经：用单手拇指压法。

（4）夹脊线：用四指关节排压法。

3. 点穴按摩

（1）用屈食指关节点肩髃、居髎、阳陵泉、足三里穴。

（2）用拇指端点肾俞、脾俞、肺俞、委中、昆仑穴。

（3）用食指端点手三里、合谷、解溪、悬钟穴。

（4）在患肢施推法和揉法各2～3分钟。

（5）在患肢施捏法和拍法各2～3分钟。

十六、痹　　证

当人体肌表经络遭受外邪侵袭后，气血运行不畅，从而引起筋骨、肌肉、关节、肢体等处疼痛、酸楚、重着、麻木、关节肿大和屈伸不利等症，统称为痹证。

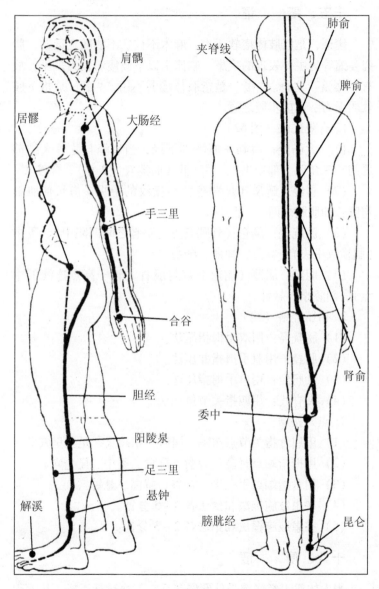

肩髃
夹脊线
肺俞
脾俞
居髎
大肠经
手三里
合谷
胆经
阳陵泉
足三里
悬钟
肾俞
委中
解溪
膀胱经
昆仑

图 62

1. 有效穴位（图63）

（1）经外：阿是穴（局部痛点）。

（2）膀胱经：大杼（第1胸椎棘突下旁开1.5寸）、膈俞、肾俞、委中、承山、昆仑。

（3）督脉：命门（第2腰椎棘突下）、人中、大椎。

（4）大肠经：合谷、曲池。

（5）胆经：环跳、阳陵泉、风池。

（6）小肠经：肩贞（腋后皱襞上1寸）、后溪。

2. 指压经络（线）

（1）膀胱线：用双手拇指压法。

（2）大肠经：用单手拇指压法。

（3）胆经：用双手拇指并压法。

（4）颈肩线：用双手拇指压法。

（5）夹脊线：用四指关节排压法。

3. 点穴按摩

（1）用拇指端点膈俞、大杼、委中、肩贞、阳陵泉穴。

（2）用屈拇指关节点人中、大椎、命门、昆仑穴。

（3）用屈食指关节点合谷、曲池、风池、后溪穴。

（4）用屈肘关节点肾俞、承山、环跳穴。

（5）在患部痛区施捏法和揉法各3~5分钟。

（6）在患部痛区施推法和拍法各3~5分钟。

十七、胁　痛

胁痛是指以一侧或两侧胁肋疼痛为主要表现的病证，也是临床常见的一种自觉症状。肝居胁下，其经络布于全身；胆附于肝，其脉循于胁，故胁痛之病，主要责之于肝胆。本病发生的原因，主要是因情志郁结或暴怒伤肝，肝气失于条达，络脉受阻，经气运行不畅而发生胁痛。

1. 有效穴位（图64）

（1）肝经：期门（乳头直下，第6肋间隙）、章门（第11肋端）、行间（足背，第1、2趾间缝纹端）、太冲。

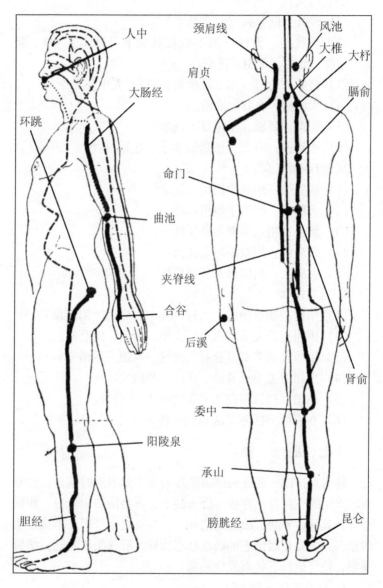

人中
颈肩线
风池
大椎
大杼
肩贞
膈俞
大肠经
环跳
命门
曲池
夹脊线
合谷
后溪
肾俞
委中
阳陵泉
承山
昆仑
胆经
膀胱经

图 63

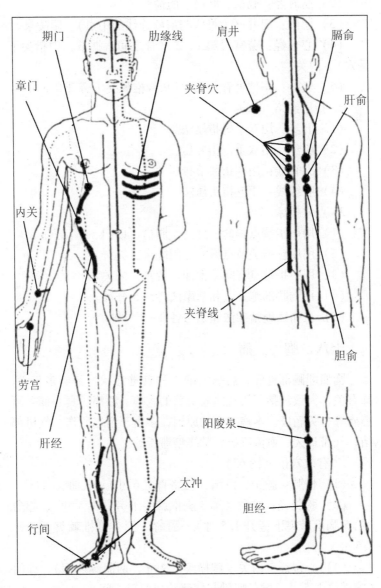

图 64

（2）膀胱经：膈俞、肝俞、胆俞。

（3）胆经：肩井（大椎穴与肩峰连线的中点）、阳陵泉。

（4）心包经：劳宫（第1、2掌骨之间，握拳，中指尖下是穴）、内关。

（5）经外：华佗夹脊（第5～9胸椎棘突下旁开0.5寸）。

2. 指压经络（线）

（1）肝经：用双手拇指压法。

（2）胆经：用双手拇指并压法。

（3）夹脊线：用四指关节排压法。

（4）肋缘线：用五指头压法。

3. 点穴按摩

（1）用拇指端点膈俞、肝俞、胆俞、期门、章门穴。

（2）用屈食指关节点肩井、阳陵泉、夹脊穴。

（3）用中指端点行间、太冲、劳宫、内关穴。

（4）在胸胁部施推法和掌摩法各约5分钟。

（5）在痛区施指揉法和拍法各2～3分钟。

十八、胸　　痛

胸痛即胸部疼痛，属病人的一种自觉症状。胸痛多与心、肺有关，大致包括了历代医籍所载的胸痹、心痛、真心痛、厥心痛等有关病证。本病发生的原因，多由于情志所伤、气机郁结、气滞日久、血流不畅、脉络瘀滞所致。

1. 有效穴位（图65）

（1）任脉：膻中、巨阙（肚脐直上6寸）、气海。

（2）膀胱经：肺俞（第3胸椎棘突下旁开1.5寸）、心俞（第5胸椎棘突下旁开1.5寸）、膈俞（第7胸椎棘突下旁开1.5寸）。

（3）心包经：内关（腕横纹上2寸，两肌腱之间）、郄门（腕横纹上5寸，掌长肌腱与桡侧腕屈肌腱之间）。

（4）心经：阴郄（腕横纹上0.5寸，尺侧腕屈肌腱的桡侧）、少海（屈肘，当肘横纹内端与肱骨内上髁连线之中点）。

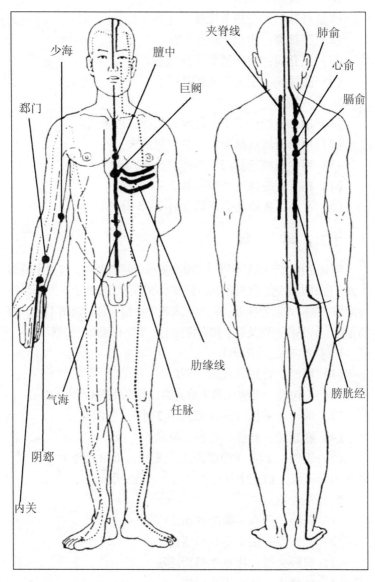

图 65

2. 指压经络（线）

（1）任脉：用三指头压法。

（2）膀胱经：用双手拇指压法。

（3）夹脊线：用四指关节排压法。

（4）肋缘线：用五指头压法。

3. 点穴按摩

（1）用食指端点膻中、巨阙、气海、内关穴。

（2）用拇指端点肺俞、心俞、膈俞穴。

（3）用中指端点郄门、阴郄、少海穴。

（4）在胸背施擦法和摩法各 2 ~ 3 分钟。

（5）在痛区施推法和指揉法各 2 ~ 3 分钟。

十九、郁　　证

郁证是指由于情志不舒，气滞血瘀所引起的疾病。常由于情志失调，使肝失条达，气机不畅，以致肝气郁结而成此证。本证以精神抑郁、胸闷太息为特点。临床上表现为心情抑郁、情绪不宁、胁肋胀痛、易怒善哭以及咽中如有物梗阻，常伴有眩晕、失眠等。

1. 有效穴位（图 66）

（1）肝经：行间、太冲、期门。

（2）心包经：天池（第 4 肋间隙，乳头外侧 1 寸）、内关。

（3）脾经：地机（阴陵泉穴下 3 寸）、三阴交。

（4）膀胱经：肝俞、心俞、膈俞。

（5）胃经：丰隆（外踝高点上 8 寸，条口穴外 1 寸）、气户（锁骨下缘，前正中线旁开 4 寸）、足三里。

2. 指压经络（线）

（1）肝经：用双手拇指并压法。

（2）心包经：用单手拇指压法。

（3）肩胛旁线：用双手拇指压法。

（4）肋缘线：用五指头压法。

3. 点穴按摩

（1）用食指端点气户、行间、太冲、期门、内关穴。

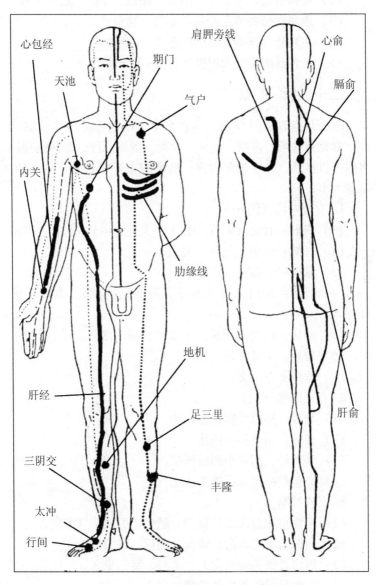

心包经 肩胛旁线 心俞
期门 膈俞
天池 气户
内关
肋缘线
地机
肝经 足三里
三阴交 丰隆
太冲 肝俞
行间

图66

82555555565555

（2）用拇指端点天池、三阴交、地机、丰隆、足三里穴。

（3）用屈食指关节点肝俞、心俞、膈俞穴。

（4）在胸胁部施擦法和摩法各 2~3 分钟。

（5）在背部施指推和肘推法各 2~3 分钟。

二十、厥　　证

厥证是指以突然昏倒、不省人事、四肢厥冷为主证的病证。常见有气厥、血厥、痰厥、食厥、暑厥几种，而其病理则多因气机逆乱、升降失常所致。厥证的主要症状是一时昏倒、不省人事。

1. 有效穴位（图 67）

（1）督脉：百会（两耳尖直上，头顶正中）、人中。

（2）任脉：膻中、气海、关元。

（3）膀胱经：膈俞、心俞。

（4）肝经：期门（乳头直下，第 6 肋间隙）、章门（第 11 肋端）、太冲。

（5）心包：内关（腕横纹上 2 寸，两筋之间）。

（6）胃经：丰隆、足三里。

（7）脾经：三阴交。

2. 指压经络（线）

（1）督脉：用双手拇指并压法。

（2）任脉：用三指头压法。

（3）膀胱经：用双手拇指压法。

（4）心包经：用单手拇指压法。

3. 点穴按摩

（1）用食指端点人中、百会、膻中、关元、气海穴。

（2）用拇指端点心俞、膈俞、期门、章门穴。

（3）用屈食指关节点内关、丰隆、足三里穴。

（4）在头颈部施指推和指揉法各 2~3 分钟。

（5）在胸背部施摩法和擦法各 2~3 分钟。

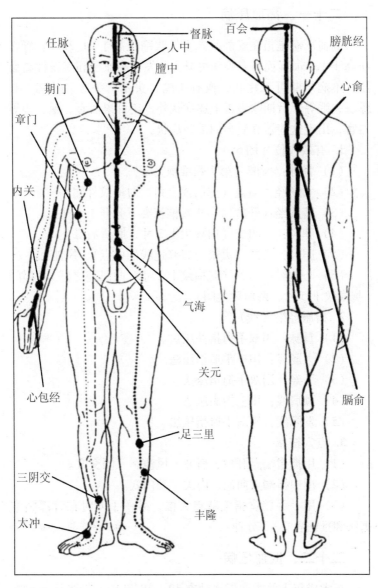

图 67

二十一、高血压病

高血压病是指在安静状态下，收缩压高于 21.2kPa、舒张压高于 12.6kPa 而言。临床可分为原发性高血压和继发性高血压。本病早期可无症状，或有头痛、头晕、头胀、耳鸣、心悸、失眠等。后期除表现上述症状外，还可累及心、脑、肾等器官，出现这些器官受损的某些症状。

1. 有效穴位（图 68）

（1）督脉：大椎（第 7 颈椎棘突下）。

（2）大肠经：曲池（屈肘成直角，肘横纹外端）。

（3）膀胱经：肝俞（第 9 胸椎棘突下旁开 1.5 寸）。

（4）脾经：三阴交（内踝尖上 3 寸，胫骨后缘）。

（5）胆经：肩井（大椎与肩峰连线的中点）、风池。

（6）心包经：内关（腕横纹上 2 寸，两肌腱之间）、郄门（腕横纹上 5 寸，两肌腱之间）。

2. 指压经络（线）

（1）督脉：用双手拇指并压法。

（2）大肠经：用单手拇指压法。

（3）肝经：用双手拇指压法。

（4）颈肩线：用三指头压法。

（5）发际线：用双手拇指压法。

3. 点穴按摩

（1）用拇指端点肝俞、肩井、风池、三阴交穴。

（2）用中指端点曲池、内关、郄门穴。

（3）用一手屈食指关节点大椎，另一手同时在背部施掌擦法和推法各 2～3 分钟。

二十二、低血压病

正常成年人的收缩压波动在 12～18.7kPa，舒张压波动在 8～12kPa 之间。如果收缩压低于 12kPa，舒张压低于 8kPa，即称为低血压，以神经质的中老年人较多见，其中又以女同志

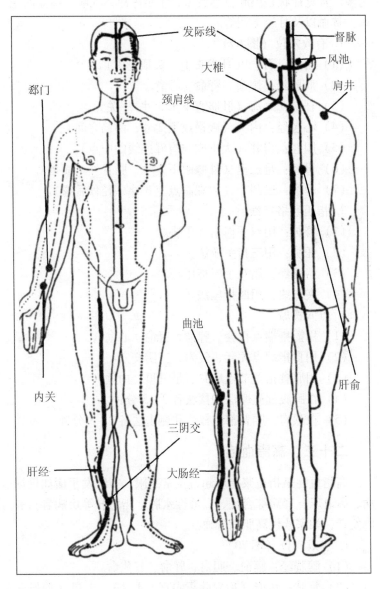

图 68

为多。常见症状是晨起自感疲劳，手足冰冷，气喘，站立时眩晕，贫血以及月经不调等。

1. 有效穴位（图69）

（1）督脉：百会（耳尖直上，头顶正中）。

（2）膀胱经：脾俞、肾俞、心俞。

（3）任脉：气海（肚脐直下1.5寸）、关元。

（4）心包经：内关（腕横纹上2寸，两筋之间）。

（5）胆经：肩井（大椎穴与肩峰连线的中点）。

（6）胃经：足三里（外膝眼下3寸，胫骨外1横指）。

（7）脾经：三阴交（内踝高点上3寸，胫骨后缘）。

2. 指压经络（线）

（1）督脉：用双手拇指并压法。

（2）任脉：用三指头压法。

（3）膀胱经：用双手拇指压法。

（4）夹脊线：用四指压法。

3. 点穴按摩

（1）用拇指端点百会、脾俞、肾俞、心俞穴。

（2）用食指端点关元、气海、三阴交穴。

（3）用屈食指关节点肩井、足三里、内关穴。

（4）在胸腹部施摩法和揉法各2~3分钟。

（5）在颈肩、腰背部施揉法和侧击法各2~3分钟。

二十三、高脂血症

高脂血症是指血浆脂质超过正常高限。有继发于诸如糖尿病、高血压、肾病综合征、黏液性水肿、脂肪肝等疾病者；有原发者，如家族性高胆固醇血症。

1. 有效穴位（图70）

（1）膀胱经：膈俞、胆俞、脾俞、三焦俞。

（2）督脉：风府（后发际正中直上1寸）、上星（前发际正中直上1寸）。

（3）胆经：风池、肩井（大椎穴与肩峰连线的中点）、率

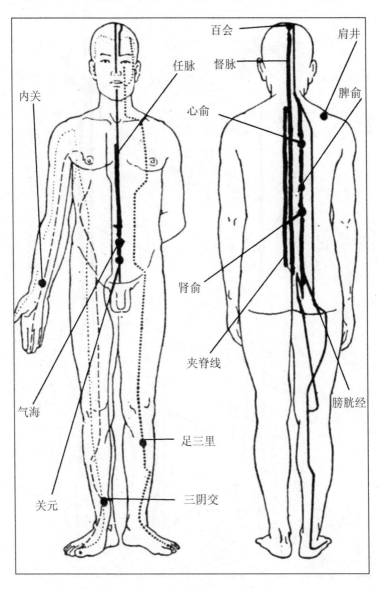

百会

督脉

肩井

脾俞

任脉

内关

心俞

肾俞

夹脊线

膀胱经

气海

足三里

关元

三阴交

图 69

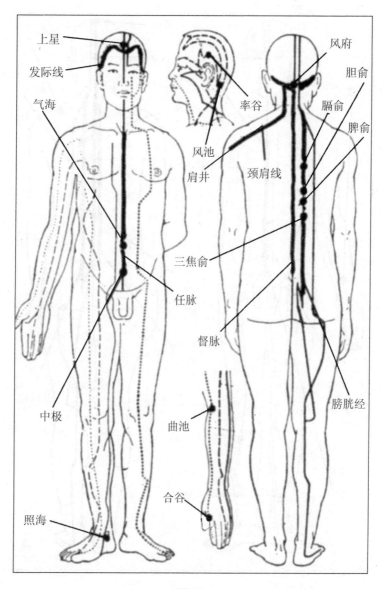

图 70

谷(耳尖直上，入发际 1.5 寸)。

（4）大肠经：合谷、曲池。

（5）肾经：照海（内踝下缘凹陷中）。

（6）任脉：气海（肚脐直下 1.5 寸）、中极。

2. 指压经络（线）

（1）膀胱经：用双手拇指压法。

（2）任脉：用五指头压法。

（3）督脉：用双手拇指并压法。

（4）发际线：用单手拇指压法。

（5）颈肩线：用三指头压法。

3. 点穴按摩

（1）用拇指端点膈俞、胆俞、脾俞、三焦俞、风府穴。

（2）用食指端点上星、风池、肩井、率谷穴。

（3）用中指端点合谷、曲池、照海、气海、中极穴。

（4）在头颈、肩背部施捏法和指推法各 2～3 分钟。

（5）在胸腹部施摩法、轻拍法各 2～3 分钟。

二十四、眩　　晕

眩是眼花，晕是头晕，二者常同时并见，故统称"眩晕"。轻者闭目即止，重者如坐车船，旋转不定，或伴有恶心、呕吐、汗出，甚则昏倒等症状。多因肝阳上亢、气血亏虚、肾精不足、痰湿中阻所致。

1. 有效穴位（图 71）

（1）膀胱经：肝俞、脾俞、肾俞。

（2）督脉：百会（耳尖直上，头顶正中）、风府（后发际正中直上 1 寸）。

（3）任脉：中脘（肚脐直上 4 寸）、气海、关元。

（4）胃经：丰隆（外踝高点上 8 寸，条口穴外 1 寸）、足三里（外膝眼下 3 寸，胫骨外 1 横指）。

（5）肾经：涌泉（于足底前 1/3 处凹陷中）。

（6）肝经：行间（足背，第 1、2 趾间缝纹端）。

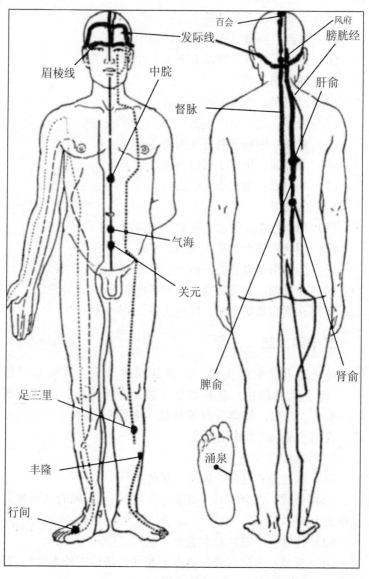

图 71

2. 指压经络（线）

（1）膀胱经：用双手拇指压法。

（2）督脉：用双手拇指并压法。

（3）眉棱线：用单手拇指压法。

（4）发际线：用三指头压法。

3. 点穴按摩

（1）用拇指端点肝俞、脾俞、肾俞、百会穴。

（2）用中指端点风府、中脘、气海、关元穴。

（3）用屈食指关节点丰隆、足三里、涌泉、行间穴。

（4）在头颈部施指推和捏法各 2～3 分钟。

（5）在头颈部施摩法和揉法各 2～3 分钟。

二十五、心律失常

　　心律失常指心律起源部位、心搏频率与节律以及冲动传导等任一项异常。心律失常临床表现多样，有些心律失常患者无任何不适，只有心电图检查异常；有些患者仅有轻度不适，如偶有心悸等。本病属中医"惊悸"、"怔忡"等范畴，多因痰浊、瘀血、气滞等使气机逆乱致心神不安，或因气血、阴阳之虚损使心失所养所致。

　　1. 有效穴位（图 72）

（1）膀胱经：心俞、胆俞、脾俞、肾俞。

（2）心包经：内关（腕横纹上 2 寸，两肌腱之间）、间使（内关穴上 1 寸）。

（3）任脉：膻中、巨阙、气海。

（4）脾经：三阴交（内踝高点上 3 寸，胫骨后缘）。

（5）心经：神门（腕横纹尺侧端，尺侧腕屈肌腱桡侧凹陷中）。

　　2. 指压经络（线）

（1）膀胱经：用双手拇指压法。

（2）心包经：用单手拇指压法。

（3）脾经：用双手拇指并压法。

（4）夹脊线：用四指关节排压法。

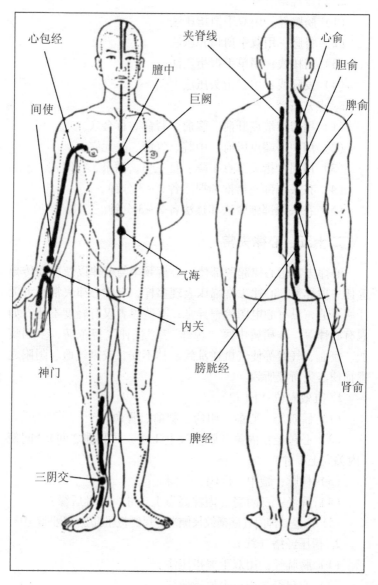

图 72

3. 点穴按摩

（1）用拇指端点心俞、胆俞、脾俞、肾俞穴。

（2）用食指端点内关、膻中、间使、巨阙穴。

（3）用中指端点气海、三阴交、神门穴。

（4）在胸肋关节和胸椎旁施指推法和指揉法各约5分钟。

（5）在胸胁及背部施摩法和揉法各约5分钟。

二十六、冠　心　病

冠心病是指冠状动脉因发生粥样硬化而产生管腔狭窄或闭塞，导致心肌缺血、缺氧而引起的心脏病。它是中老年最常见的心血管疾病，其主要临床表现为心绞痛、心肌损害、心律不齐、心力衰竭、心脏扩大等。心绞痛属于中医学"厥心痛"和"胸痹"范畴，本篇主要介绍心绞痛的治疗。

1. 有效穴位（图73）

（1）心包经：内关（掌侧腕横纹上2寸，两筋之间）。

（2）膀胱经：心俞（第5胸椎棘突下旁开1.5寸）、厥阴俞（第4胸椎棘突下旁开1.5寸）。

（3）任脉：膻中（两乳头连线的中点）、气海。

（4）脾经：三阴交（内踝尖上3寸，胫骨后缘）。

（5）督脉：神道（第5胸椎棘突下）。

（6）心经：神门（腕横纹尺侧端，尺侧腕屈肌腱桡侧凹陷中）。

2. 指压经络（线）

（1）心包经：用单手拇指压法。

（2）膀胱经：用双手拇指压法。

（3）任脉：用三指头压法。

（4）肩胛旁线：用双手拇指压法。

（5）夹脊线：用四指关节排压法。

3. 点穴按摩

（1）用拇指端点心俞、厥阴俞、神道穴。

（2）用屈食指关节点三阴交、膻中、气海穴。

（3）用一手拇指点内关和神门穴，另一手掌根同时压胸部施摩法和揉法各2~3分钟。

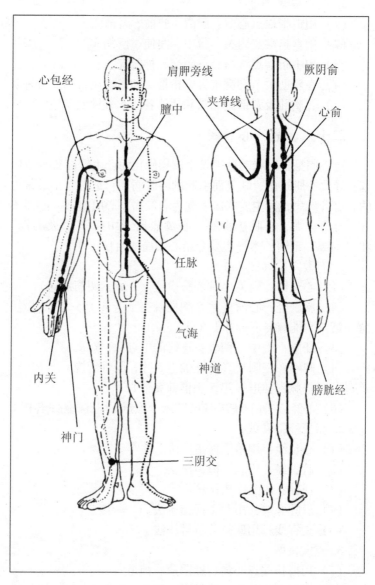

图 73

二十七、糖　尿　病

糖尿病是由于机体内胰岛素分泌相对或绝对不足，引起糖代谢紊乱的内分泌性代谢疾病。主要临床表现为多饮、多食、多尿、消瘦、尿糖及血糖增高。中医称之为"消渴"，根据其症状不同分为上消（肺热）、中消（胃热）、下消（肾虚）三型。

1. 有效穴位（图74）

（1）膀胱经：三焦俞（第1腰椎棘突下旁开1.5寸）、肾俞（第2腰椎棘突下旁开1.5寸）、肺俞（第3胸椎棘突下旁开1.5寸）。

（2）任脉：石门（肚脐直下2寸）、关元（肚脐直下3寸）、中脘（肚脐直上4寸）。

（3）脾经：三阴交（内踝尖上3寸，胫骨后缘）、阴陵泉（胫骨内侧髁下缘凹陷中）、血海（髌骨内上缘2寸）。

（4）肾经：太溪（内踝高点与跟腱之间凹陷中）。

2. 指压经络（线）

（1）膀胱经：用双手拇指压法。

（2）任脉：用三指头压法。

（3）脾经：用拇指压法。

（4）夹脊线：用四指关节排压法。

（5）腹下线：用单手五指头压法。

3. 点穴按摩

（1）用拇指端点三焦俞、肾俞、肺俞穴。

（2）用屈食指关节点阴陵泉、血海、太溪穴。

（3）用一手拇指点三阴交穴，另一手同时在中脘、石门、关元穴处施指揉法各3~5分钟。

二十八、慢性肾炎

慢性肾炎可发生在不同年龄，但以青、中年发病最多，男性的发病率较女性高，病程常以一年或十几年计算，病程时间长短和症状表现并不十分一致。一般认为多因细菌、病毒等感染所致，并与自身的免疫机制有关。主要表现为浮肿、贫血、

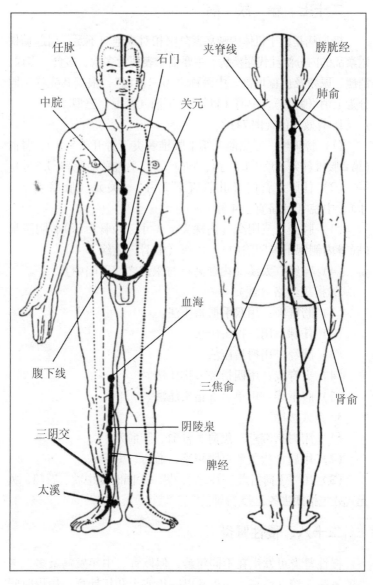

任脉
石门
中脘
关元
夹脊线
膀胱经
肺俞
血海
腹下线
三焦俞
肾俞
三阴交
阴陵泉
脾经
太溪

图 74

高血压，化验检查有蛋白尿、血尿、管型尿等。

1. 有效穴位（图75）

（1）膀胱经：三焦俞（第1腰椎棘突下旁开1.5寸）、膀胱俞（第2骶椎棘突下旁开1.5寸）、肾俞、脾俞。

（2）肾经：涌泉（于足底前1/3处，足趾跖屈时呈凹陷处）、太溪（内踝高点与跟腱之间凹陷中）、复溜（太溪穴上2寸）。

（3）任脉：中极（肚脐直下4寸）、关元。

（4）脾经：阴陵泉（胫骨内侧髁下缘凹陷中）、三阴交。

（5）胃经：足三里（外膝眼下3寸，胫骨外1横指）。

2. 指压经络（线）

（1）膀胱经：用双手拇指压法。

（2）肾经：用单手拇指压法。

（3）任脉：用三指头压法。

（4）夹脊线：用四指关节排压法。

3. 点穴按摩

（1）用拇指端点三焦俞、膀胱俞、脾俞、足三里穴。

（2）用食指端点关元、中极、肾俞、三阴交穴。

（3）用屈食指关节点涌泉、太溪、复溜、阴陵泉穴。

（4）在腰骶部施推法和擦法各2~3分钟。

（5）在下腹部施摩法和揉法各2~3分钟。

二十九、慢性阑尾炎

慢性阑尾炎是阑尾腔慢性梗阻或慢性细菌感染引起的疾病，中医称之为"肠痈"。多因饮食不节、气血瘀阻、肠腑湿热积滞所致。主要表现为上腹部脐周呈持续性疼痛，痛处固定不移，伴恶心、呕吐或便秘。体检时有右下腹肌紧张，压痛明显，并有反跳痛。

1. 有效穴位（图76）

（1）胃经：足三里、上巨虚（足三里穴下3寸）、下巨虚（上巨虚穴下3寸）、天枢（肚脐旁2寸）。

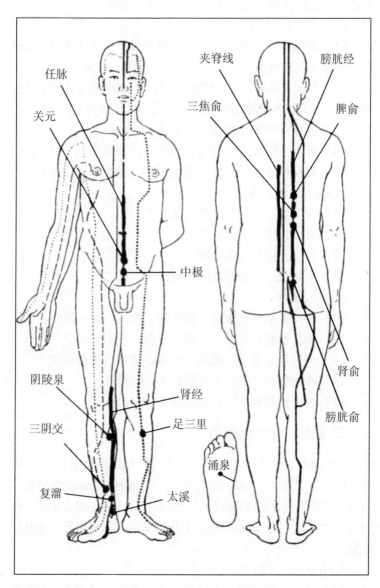

图 75

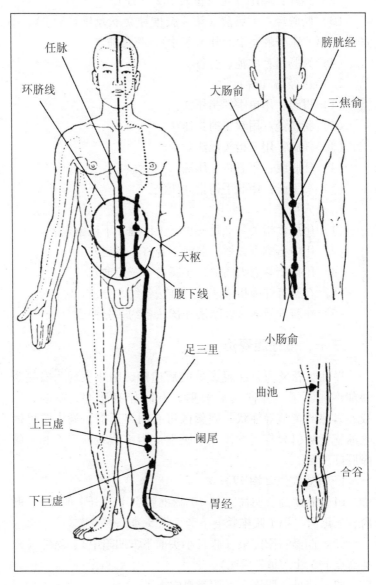

图76

（2）经外：阑尾（足三里穴下2寸处）。

（3）膀胱经：大肠俞（第4腰椎棘突下旁开1.5寸）、小肠俞（第1骶椎棘突下旁开1.5寸）、三焦俞。

（4）大肠经：曲池、合谷。

2. 指压经络（线）

（1）胃经：用单手拇指压法。

（2）膀胱经：用双手拇指压法。

（3）任脉：用三指头压法。

（4）环脐线：用五指头压法。

（5）腹下线：用双手拇指并压法。

3. 点穴按摩

（1）用屈食指关节点足三里、上巨虚、下巨虚穴。

（2）用中指端点天枢、曲池、合谷、阑尾穴。

（3）用拇指端点大肠俞、小肠俞、三焦俞穴。

（4）在腰背部施指推法和肘推法各约5分钟。

（5）在腹部及痛区施摩法和揉法各约5分钟。

三十、慢性胆囊炎

慢性胆囊炎为急性胆囊炎的后遗症，临床表现为右侧季胁部疼痛不适，并向右肩放射，有时伴有恶心、呕吐、寒战、发热或黄疸等症状，胆囊区可有明显压痛，病人常可因吃油腻食物引起疼痛发作。中医学认为本病系肝胃不和、脾虚肝旺所致。

1. 有效穴位（图77）

（1）膀胱经：胆俞（第10胸椎棘突下旁开1.5寸）、肝俞、三焦俞（第1腰椎棘突下旁开1.5寸）。

（2）胆经：阳陵泉（腓骨小头前下方凹陷中）、悬钟（外踝高点上3寸，腓骨后缘）。

（3）经外：胆囊穴（阳陵泉穴下1~2寸）。

（4）肝经：太冲（足背，第1、2跖骨结合部之前凹陷中）、期门（乳头直下，第6肋间隙）、章门（第11肋端）。

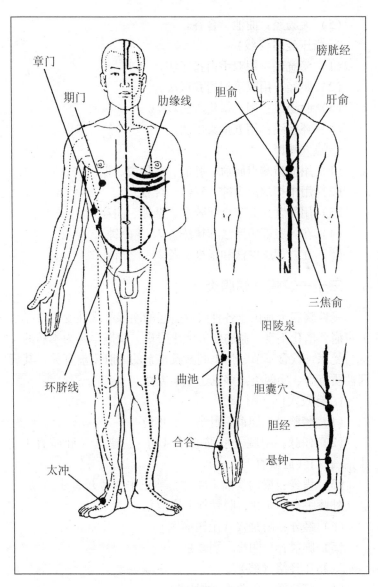

图 77

（5）大肠经：曲池、合谷。

2. 指压经络（线）

（1）膀胱经：用双手拇指压法。

（2）胆经：用双手拇指并压法。

（3）肋缘线：用三指头压法。

（4）环脐线：用五指头压法。

3. 点穴按摩

（1）用拇指端点胆俞、肝俞、三焦俞、期门穴。

（2）用中指端点太冲、章门、合谷穴。

（3）用屈食指关节点阳陵泉、悬钟、曲池穴。

（4）在胸腹部施摩法和揉法各2～3分钟。

（5）在背部施摩法和指推法各2～3分钟。

三十一、慢性胰腺炎

慢性胰腺炎是由于各种疾病引起的胰腺纤维性变，常显示上腹痛、消化不良、脂肪便等临床表现。中医学认为本病的发生与受寒、饮食不节、情志刺激及平素的内脏阳虚有关，其病理性质有虚、实两类。多见于中年男性。

1. 有效穴位（图78）

（1）膀胱经：胆俞、肝俞、三焦俞。

（2）任脉：中脘（肚脐直上4寸）、建里（肚脐直上3寸）、石门（肚脐直下2寸）。

（3）胃经：梁门（脐上4寸，前正中线旁开2寸）、足三里（外膝眼直下3寸，胫骨外1横指）。

（4）经外：阿是穴（上腹痛区）。

（5）脾经：三阴交、阴陵泉。

2. 指压经络（线）

（1）膀胱经：用双手拇指压法。

（2）任脉：用三指头压法。

（3）脾经：用双手拇指并压法。

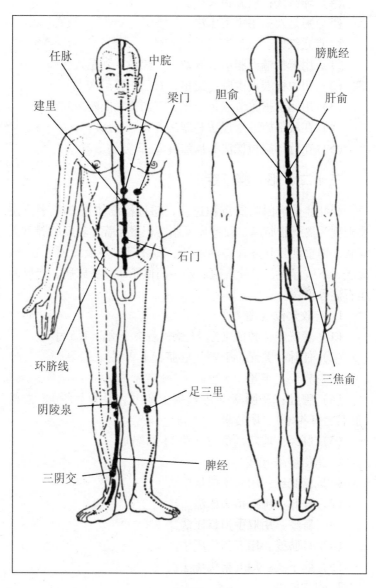

图78

（4）环脐线：用五指头压法。

（5）阿是穴：用手掌压法。

3. 点穴按摩

（1）用拇指端点胆俞、肝俞、三焦俞、阿是穴。

（2）用中指端点中脘、建里、石门、梁门穴。

（3）用屈食指关节点足三里、三阴交、阴陵泉穴。

（4）在腹部施五指捏法和摩法各 2～3 分钟。

（5）在背部施指推法和揉法各 2～3 分钟。

三十二、肥 胖 症

肥胖症是指因脂肪沉积过多，超过标准体重 20% 者。主要表现为皮下脂肪厚、腹壁皮下脂肪积聚显著。轻度肥胖常无症状，中重度肥胖常有畏热多汗、易疲乏、呼吸短促、心悸、腹胀、下肢浮肿，易伴发冠心病、高血压病、糖尿病、痛风及胆石症等疾病。

1. 有效穴位（图 79）

（1）膀胱经：脾俞（第 11 胸椎棘突下旁开 1.5 寸）。

（2）任脉：关元、下脘（肚脐直上 2 寸）。

（3）胃经：丰隆、天枢。

（4）脾经：三阴交（内踝尖上 3 寸，胫骨后缘）、大横（肚脐旁开 4 寸）、阴陵泉。

（5）肝经：期门、章门（第 11 肋端）。

2. 指压经络（线）

（1）膀胱经：用双手拇指压法。

（2）任脉：用三指头压法。

（3）脾经：用双手拇指压法。

（4）环脐线：用五指头压法。

（5）腹下线：用五指头压法。

3. 点穴按摩

（1）用拇指端点脾俞、丰隆、阴陵泉、三阴交穴。

（2）用中指端点关元、下脘、天枢、大横穴。

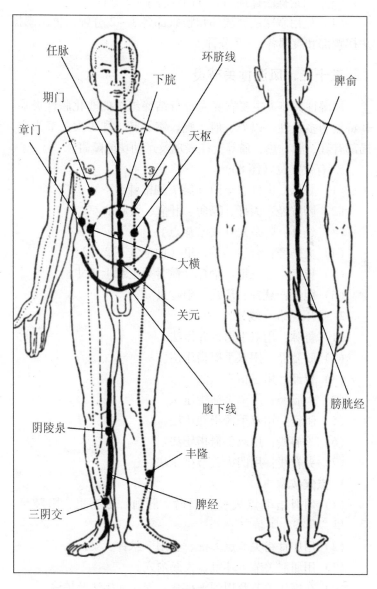

图 79

（3）用指揉法揉期门、章门穴各1~2分钟。

（4）先用掌摩法摩腰部和腰骶部各1~2分钟，再用掌揉法揉腰部和腹部各1~2分钟。

三十三、风湿性关节炎

风湿性关节炎主要病变为全身结缔组织的非化脓性炎症。其特点为多发性，以肩、肘、腕、髋、膝、踝等大关节为主，局部有红、肿、热、痛等炎症表现及运动功能障碍。

1. 有效穴位（图80）

（1）督脉：大椎、至阳（第7胸椎棘突下）。

（2）膀胱经：大杼、膈俞、肝俞、大肠俞。

（3）经外：阿是穴（关节痛点）。

（4）大肠经：合谷、手三里（曲池穴下2寸）。

（5）胃经：足三里、梁丘（髌骨外上缘上2寸）。

（6）胆经：悬钟、环跳、阳陵泉。

2. 指压经络（线）

（1）督脉：用双手拇指并压法。

（2）膀胱经：用双手拇指压法。

（3）胃经：用三指头压法。

（4）大肠经：用单手拇指压法。

（5）胆经：用双手拇指并压法。

（6）颈肩线：用双手拇指压法。

（7）夹脊线：用四指关节排压法。

3. 点穴按摩

（1）用拇指端点大杼、膈俞、肝俞、足三里、阳陵泉、手三里、合谷、阿是穴。

（2）用屈食指关节点大椎、至阳、悬钟、梁丘穴。

（3）用屈肘关节点环跳、大肠俞穴。

（4）在疼痛关节及周围施推法、捏法和揉法及拍法。

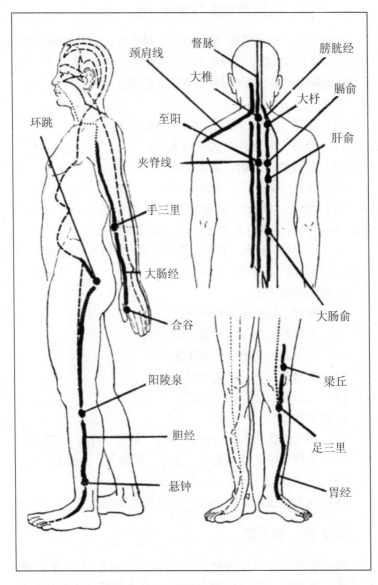

颈肩线
督脉
膀胱经
大椎
大杼
膈俞
环跳
至阳
肝俞
夹脊线
手三里
大肠经
合谷
大肠俞
阳陵泉
梁丘
胆经
足三里
悬钟
胃经

图80

三十四、类风湿性关节炎

本病简称"类风湿",是以慢性、对称性、多发性关节炎为主的一种全身性疾病,常侵犯小关节和脊柱。早期有红、肿、热、痛及功能障碍,中晚期可导致关节强直或畸形。

1. 有效穴位(图81)

(1)督脉:身柱、筋缩(第9胸椎棘突下)。

(2)经外:阿是穴(关节痛点处)。

(3)膀胱经:脾俞、肾俞、委中、昆仑。

(4)大肠经:合谷、曲池。

(5)胆经:风池(胸锁乳突肌与斜方肌之间,平风府穴)、阳陵泉、悬钟(外踝上3寸,腓骨后缘)。

(6)小肠经:后溪(握拳,第5掌指关节后尺侧横纹头,赤白肉际)、天宗(肩胛骨冈下窝的中央)。

2. 指压经络(线)

(1)督脉:用双手拇指并压法。

(2)膀胱经:用双手拇指压法。

(3)大肠经:用单手拇指压法。

(4)夹脊线:用四指关节排压法。

(5)颈肩线:用三指头压法。

3. 点穴按摩

(1)用拇指端点脾俞、肾俞、身柱、筋缩、风池、后溪穴。

(2)用屈食指关节点委中、昆仑、阳陵泉、悬钟穴。

(3)用食指端点天宗、合谷、曲池穴。

(4)在关节痛点(阿是穴)施指揉法和捏法。

三十五、抽搐症

抽搐指不自主的发作性骨骼肌痉挛,可见于多种疾病。它可能是强直性(即持续的肌收缩)或阵挛性(即断续的肌收缩),或两者兼有。抽搐大多是全身性的,至少是双侧性的。

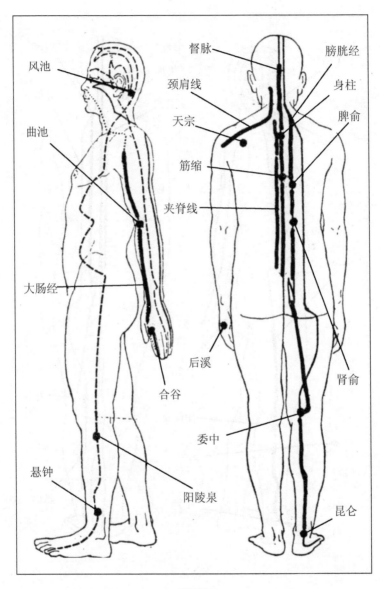

图 81

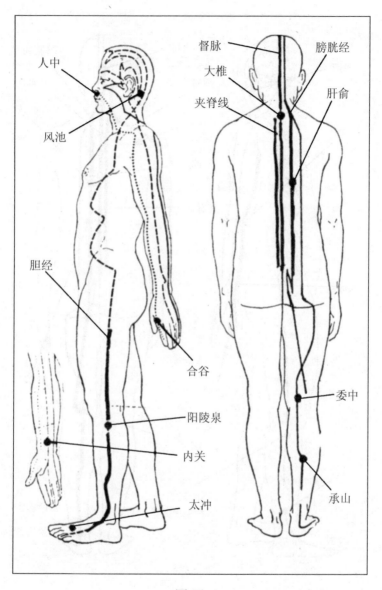

图 82

1. 有效穴位（图 82）

（1）督脉：大椎（第 7 颈椎棘突下）、人中。

（2）膀胱经：承山（腓肠肌两肌腹之间凹陷的顶端）、委中（腘横纹中央）、肝俞（第 9 胸椎棘突下旁开 1.5 寸）。

（3）胆经：阳陵泉（腓骨小头前下方凹陷中）、风池。

（4）大肠经：合谷。

（5）肝经：太冲。

（6）心包经：内关。

2. 指压经络（线）

（1）督脉：用双手拇指并压法。

（2）膀胱经：用双手拇指压法。

（3）胆经：用单手拇指压法。

（4）夹脊线：用四指关节排压法。

3. 点穴按摩

（1）用食指端点人中、风池、太冲、内关穴。

（2）用拇指端点合谷、大椎、承山、委中、肝俞、阳陵泉穴。

（3）在患肢施捏法和推法各 3～5 分钟。

（4）在脊柱两旁施指推法和指揉法各约 5 分钟。

（5）在颈、腰背部施摩法和擦法各约 5 分钟。

三十六、头　　痛

头痛是临床上常见的自觉症状，系指外感或内伤杂病以头痛为主证者。头痛剧烈，经久不愈，经常发作者又称头风。头痛常见于现代医学的高血压、偏头痛、神经功能性头痛、感染性和发热性疾患以及眼、鼻、耳等病证。

1. 有效穴位（图 83）

（1）经外：太阳（眉梢与目外眦之间向后 1 寸凹陷中）。

（2）督脉：大椎（第 7 颈椎棘突下）、百会。

（3）胆经：肩井（大椎与肩峰连线的中点）、率谷（耳尖直上，入发际 1.5 寸）、风池。

（4）大肠经：合谷（虎口处，平第 2 掌骨中点）。

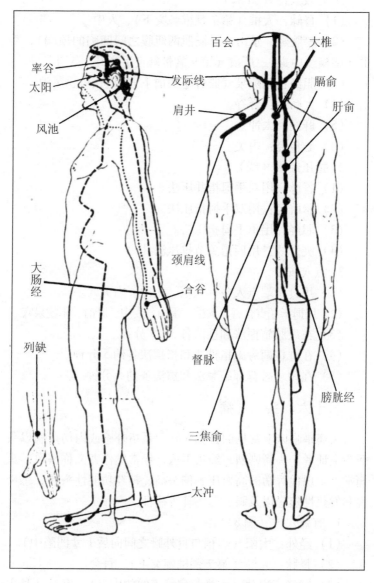

图 83

（5）肺经：列缺（桡骨茎突上方，腕横纹上1.5寸）。

（6）肝经：太冲（足背，第1、2跖骨底之间凹陷中）。

（7）膀胱经：肝俞、膈俞、三焦俞。

2. 指压经络（线）

（1）督脉：用双手拇指并压法。

（2）大肠经：用单手拇指压法。

（3）发际线：用双手拇指压法。

（4）膀胱经：用双手拇指压法。

（5）颈肩线：用三指头压法。

3. 点穴按摩

（1）用拇指端点百会、大椎、率谷、风池穴。

（2）用屈食指关节点肝俞、膈俞、三焦俞、太冲穴。

（3）用中指端点太阳、肩井、合谷、列缺穴。

（4）在头部痛点施揉法、捏法和指尖击法各3~5分钟。

三十七、三叉神经痛

三叉神经痛是指面部三叉神经分布区内出现阵发性、短暂性剧烈疼痛的病证。临床上以第2支、第3支发病较多。疼痛呈阵发性闪电样剧痛，其痛如刀割、针刺、火灼，可伴有病侧面颊部肌肉抽搐、流泪、流涕及流涎等现象。发作时间短暂，数秒钟或数分钟后即行缓解。间歇期间可无症状。

1. 有效穴位（图84）

（1）胃经：下关（颧弓下缘，下颌骨前方凹陷中）、颊车（下颌角前上方1横指凹陷中，咀嚼时咬肌隆起处）。

（2）经外：太阳（眉梢与目外眦之间向后1寸凹陷中）。

（3）大肠经：合谷（虎口处，平第2掌骨中点）。

（4）肝经：太冲（足背，第1、2跖骨结合部前方凹陷中）。

（5）膀胱经：肝俞（第9胸椎棘突下旁开1.5寸）。

（6）胆经：风池、率谷（耳尖直上，入发际1.5寸）。

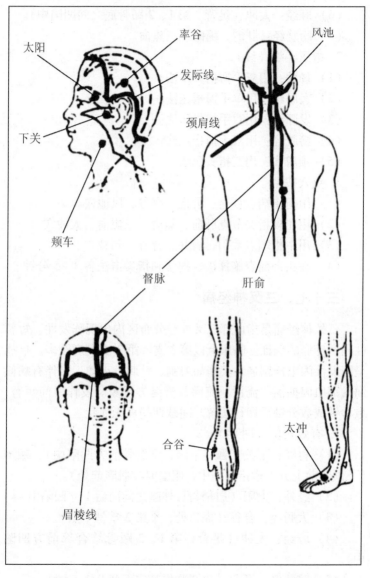

太阳　　率谷　　发际线　　风池

下关　　颈肩线

颊车

督脉　　肝俞

合谷　　太冲

眉棱线

图 84

2. 指压经络（线）

（1）督脉：用双手拇指并压法。

（2）发际线：用双手拇指压法。

（3）眉棱线：用三指头压法。

（4）颈肩线：用双手拇指压法。

3. 点穴按摩

（1）用食指端点下关、太阳、颊车、率谷穴。

（2）用拇指端点合谷、太冲、肝俞、风池穴。

（3）在面部疼痛区及周围施大鱼际摩法 1～2 分钟。

（4）在面部疼痛区及周围施指揉法 2～3 分钟。

三十八、面神经麻痹

面神经麻痹分为周围性与中枢性两种。前者是由于茎乳突孔内急性非化脓性炎症所致，临床表现为病侧面部表情肌瘫痪、额纹消失、不能皱额、口角向健侧歪斜等症状；后者是由脑内疾病如脑血管意外等引起，除具有面部症状外，还伴有肢体瘫痪。中医均称之为"面瘫"、"口眼㖞斜"。

1. 有效穴位（图 85）

（1）胃经：下关（颧弓下缘，下颌骨前方凹陷中）、颊车。

（2）胆经：阳白（眉中央上 1 寸，下与瞳孔直对）、风池。

（3）膀胱经：风门（第 2 胸椎棘突下旁开 1.5 寸）。

（4）大肠经：合谷（虎口处，平第 2 掌骨中点）。

（5）经外：牵正（耳垂前 0.5～1 寸）、太阳。

2. 指压经络（线）

（1）胃经：用双手拇指压法。

（2）膀胱经：用四指关节排压法。

（3）大肠经：用单手拇指压法。

（4）发际线：用双手拇指压法。

（5）眉棱线：用三指头压法。

3. 点穴按摩

（1）用中指端点下关、颊车、牵正穴。

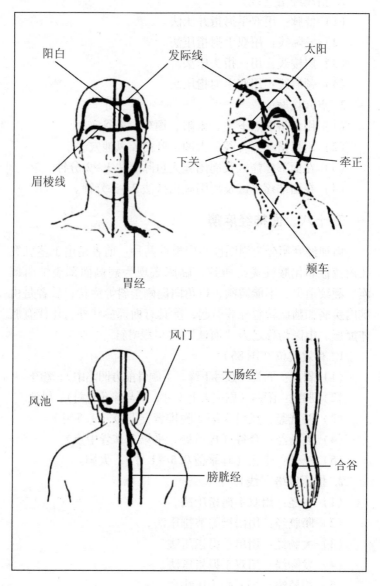

图 85

（2）用拇指端点阳白、合谷、太阳穴。

（3）用屈食指关节点风池、风门穴。

（4）用拇指从嘴角向耳朵方向直推 50 ~ 100 次。

（5）用拇指在患侧面部揉 2 ~ 3 分钟。

（6）用掌摩法摩患侧面部 1 ~ 2 分钟。

三十九、面肌痉挛

面肌痉挛多发于中老年妇女，主要表现为面部肌肉呈阵发性不规则不自主地抽搐。通常局限于眼睑或颊部、口角，严重者可波及整侧面部；多单侧发病；在精神紧张、烦躁、疲劳、失眠时痉挛加重。中医认为风寒之邪乘虚而入、经络闭阻是其发病的主要原因。

1. 有效穴位（图 86）

（1）经外：太阳（眉梢与目外眦之间向后 1 寸凹陷中）。

（2）胃经：下关（颧弓下缘，下颌骨前方凹陷中）、颊车。

（3）大肠经：合谷、迎香（鼻翼旁 0.5 寸，鼻唇沟中）。

（4）胆经：阳陵泉（腓骨小头前下方凹陷中）、风池。

（5）肝经：行间（足背，第 1、2 趾间的缝纹端）。

2. 指压经络（线）

（1）胆经：用双手拇指压法。

（2）大肠经：用单手拇指压法。

（3）督脉：用双手拇指并压法。

（4）发际线：用双手拇指压法。

（5）颈肩线：用三指头压法。

3. 点穴按摩

（1）用拇指端点合谷、太阳穴。

（2）用中指端点下关、颊车、迎香穴。

（3）用屈食指关节点阳陵泉、风池、行间穴。

（4）在患侧面部施指或掌摩法 2 ~ 3 分钟。

（5）在患侧面部施指揉和大鱼际揉法各 2 ~ 3 分钟。

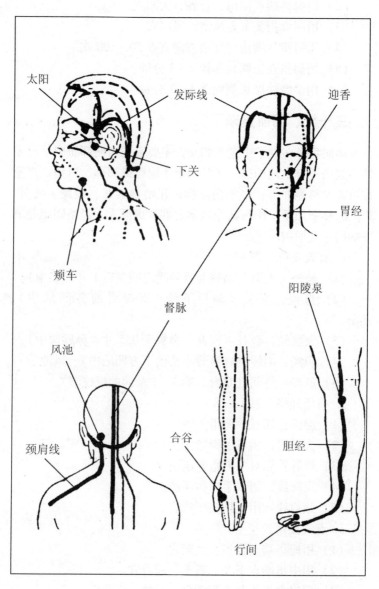

图 86

四十、肋间神经痛

肋间神经痛是指一支或几支肋间神经支配区的发作性疼痛。疼痛常因咳嗽、喷嚏或深呼吸所激发，疼痛剧烈，并可沿肋间放散到同侧肩部和胸背部、上腹部。检查时皮肤感觉过敏，相应肋骨脊柱旁、腋中线、胸骨旁有明显压痛点。本病属中医学"胸胁痛"范畴，与肝气郁结、气滞血瘀有关。

1. 有效穴位（图87）

（1）膀胱经：肺俞、肝俞、心俞、委中。

（2）任脉：膻中（两乳头连线中点）。

（3）肝经：行间（足背，第1、2趾间的缝纹端）、期门（乳头直下，第6肋间隙）。

（4）胆经：阳陵泉、丘墟（外踝前下方，趾长伸肌腱外侧凹陷中）。

（5）心包经：内关（腕横纹上2寸，两肌腱之间）。

2. 指压经络（线）

（1）膀胱经：用四指关节排压法。

（2）夹脊线：用双手拇指压法。

（3）肩胛旁线：用三指头压法。

（4）肋缘线：用双手拇指压法。

3. 点穴按摩

（1）用拇指端点肺俞、肝俞、心俞、委中穴。

（2）用屈食指关节点阳陵泉、丘墟、行间穴。

（3）用中指端点膻中、期门、内关穴。

（4）在患部施拇指推法2~3分钟。

（5）在胸胁和背部施拍击法各2~3分钟，手法宜轻。

四十一、坐骨神经痛

坐骨神经痛是指在坐骨神经通路及其分布区内发生的疼痛。临床分为原发性和继发性两类。主要症状是臀部、大腿后侧及足部发生放射性、烧灼样或针刺样疼痛，行动时加重。

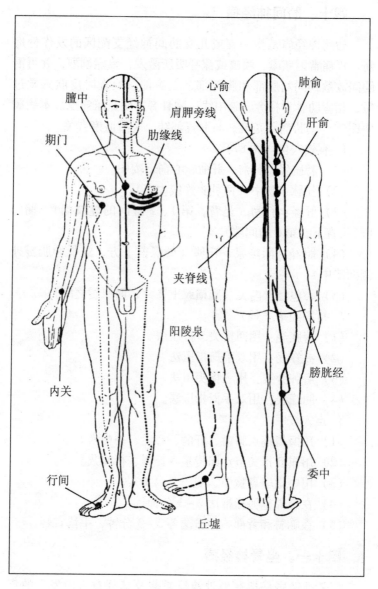

图 87

1. 有效穴位（图88）

（1）经外：华佗夹脊（第1~5腰椎棘突下旁开0.5寸）。

（2）膀胱经：殷门（大腿后侧中央，承扶穴下6寸）、委中（腘窝横纹中央，两筋之间）、昆仑（足外踝尖与跟腱之间）、跗阳（昆仑穴直上3寸）。

（3）胆经：环跳（臀部，大腿外侧凹陷中）、阳陵泉（腓骨小头前下方凹陷中）、悬钟（外踝上3寸，腓骨后缘）。

（4）胃经：解溪（足背踝关节横纹中央，拇长伸肌腱与趾长伸肌腱之间）、足三里（外膝眼下3寸，胫骨外1横指）。

2. 指压经络（线）

（1）膀胱经：用双手拇指压法。

（2）胆经：用双手拇指并压法。

（3）夹脊线：用四指关节排压法。

（4）臀上线：用双手拇指压法。

3. 点穴按摩

（1）用屈肘关节点环跳、殷门穴、腰部痛点。

（2）用屈食指关节点夹脊、解溪、足三里、阳陵泉穴。

（3）用屈拇指关节点昆仑、跗阳穴。

（4）用一手拇指端点委中穴，另一手掌根揉腰部及臀部痛点。

（5）用捏法捏整侧患肢2~3分钟，再用掌击法结束。

四十二、中风后遗症

中风是以猝然昏仆、不省人事，伴口眼㖞斜、半身不遂、语言不利，或不经昏仆而仅以㖞僻不遂为主证的一种疾病。经抢救后多留有半身不遂、言语不利、口眼㖞斜等后遗症，即中风后遗症。可分为中经络（病位较浅、病情较轻）、中脏腑（病位较深、病情较重）两大类。

1. 有效穴位（图89）

（1）经外：华佗夹脊（第1~6胸椎、第1~5腰椎棘突下旁开0.5寸）。

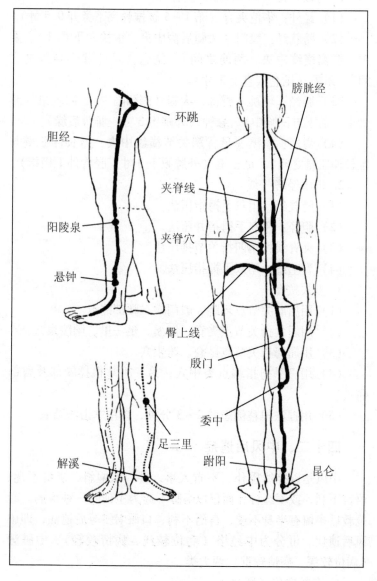

图 88

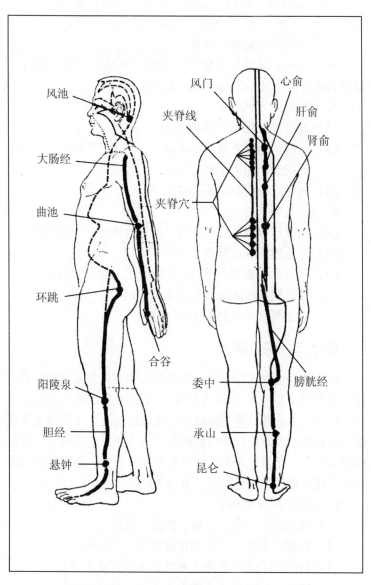

图89

（2）膀胱经：风门、心俞、肝俞、肾俞、委中（腘窝横纹中央）、承山、昆仑（外踝尖与跟腱之间凹陷中）。

（3）大肠经：曲池、合谷。

（4）胆经：风池、阳陵泉、悬钟、环跳（股骨大转子与骶管裂孔连线的外 1/3 与内 2/3 交界处）。

2. 指压经络（线）

（1）膀胱经：用双手拇指压法。

（2）胆经：用双手拇指并压法。

（3）大肠经：用单手拇指压法。

（4）夹脊线：用四指关节排压法。

3. 点穴按摩

（1）用拇指端点风门、心俞、肝俞、曲池、风池穴。

（2）用屈肘关节点肾俞、环跳、委中、承山穴。

（3）用屈食指关节点昆仑、阳陵泉、悬钟、合谷穴。

（4）在患侧施推法和揉法各 3 ~ 5 分钟。

（5）在患侧肢体施捏法 3 ~ 5 分钟。

四十三、癫　痫

癫痫是一组临床综合征，以在病程中有反复发作的、暂时性、突发性大脑功能失常为特征，可表现为运动、感觉、意识、行为、植物神经等不同障碍，或兼而有之。本病分为发作期与间歇期，大发作的典型症状是突发突止的全身强直、阵发性痉挛发作，伴意识丧失、呼吸暂停和尿失禁。每次发作约数分钟，部分患者初期有先兆，事后无记忆。

1. 有效穴位（图 90）

（1）膀胱经：心俞、肝俞、脾俞、肾俞。

（2）督脉：大椎（第 7 颈椎棘突下）、人中。

（3）胃经：丰隆（外踝上 8 寸，条口穴外 1 寸）。

（4）脾经：三阴交（内踝尖上 3 寸，胫骨后缘）。

（5）肝经：太冲（足背，第 1、2 跖骨底之间凹陷中）。

（6）心包经：内关。

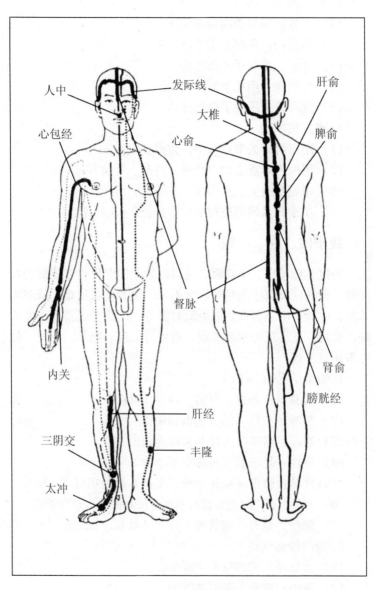

图 90

2. 指压经络（线）

（1）督脉：用双手拇指并压法。

（2）膀胱经：用四指关节排压法。

（3）肝经：用双手拇指压法。

（4）心包经：用单手拇指压法。

（5）发际线：用双手拇指压法。

3. 点穴按摩

（1）用屈拇指关节点人中、大椎、太冲穴。

（2）用拇指端点心俞、肝俞、脾俞、肾俞穴。

（3）用屈食指关节点丰隆、三阴交、内关穴。

（4）在胸背及颈部施擦法和摩法各 2～3 分钟。

四十四、失　　眠

　　失眠亦称不寐、不得眠，是以经常不能获得正常睡眠为特征的一种病证。失眠的病情轻重不一，轻者入眠困难，或眠而易醒，或醒后不能再眠，或时眠时醒等；严重者则整夜不能入眠。失眠一证，既可单独出现，也可与头痛、眩晕、心悸、健忘等同时出现。

1. 有效穴位（图 91）

（1）膀胱经：心俞、肝俞、脾俞、肾俞。

（2）督脉：身柱（第 3 胸椎棘突下）。

（3）胆经：肩井（大椎与肩峰连线的中点）。

（4）胃经：足三里（外膝眼下 3 寸）。

（5）任脉：膻中（前正中线，平第 4 肋间隙处）、关元。

（6）心经：神门（腕横纹尺侧端，尺侧腕屈肌腱的桡侧）。

（7）脾经：血海（髌骨内上方 2 寸处）、三阴交。

2. 指压经络（线）

（1）膀胱经：用四指关节排压法。

（2）脾经：用双手拇指并压法。

（3）发际线：用双手拇指压法。

（4）颈肩线：用三指头压法。

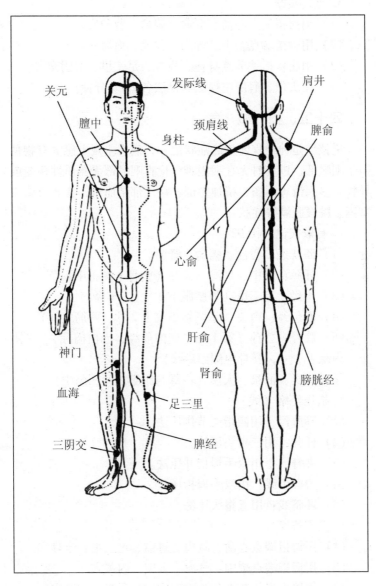

图 91

3. 点穴按摩

（1）用拇指端点心俞、肝俞、脾俞、肾俞穴。

（2）用食指端点膻中、神门、关元、血海穴。

（3）用屈食指关节点身柱、肩井、足三里、三阴交穴。

（4）在头颈、肩部施捏法和推法各 2～3 分钟。

四十五、梅　核　气

梅核气是神经官能症的症状之一，病人主观上感觉有物梗阻于咽喉部，进食时无吞咽困难，检查咽喉部无器质性病变或异物。多因情志不畅、精神抑郁、痰气郁结而致，常兼有胸中室闷、脘腹胀满等症状。

1. 有效穴位（图 92）

（1）膀胱经：心俞、膈俞、肾俞。

（2）任脉：膻中、气海、天突（胸骨上窝正中）。

（3）胃经：足三里（外膝眼下 3 寸）、丰隆。

（4）心包经：内关（掌侧腕横纹上 2 寸，两筋之间）。

（5）脾经：公孙（第 1 跖骨底的前缘，赤白肉际）、三阴交（内踝上 3 寸，胫骨内侧面后缘）。

（6）肾经：涌泉、太溪（内踝与跟腱之间凹陷中）。

2. 指压经络（线）

（1）膀胱经：用四指关节排压法。

（2）任脉：用三指头压法。

（3）夹脊线：用双手拇指并压法。

（4）肩胛旁线：用双手拇指压法。

（5）环脐线：用五指头压法。

3. 点穴按摩

（1）用拇指端点心俞、膈俞、肾俞、足三里、丰隆穴。

（2）用拇指端点膻中、气海、天突、内关穴。

（3）用屈食指关节点公孙、三阴交、涌泉、太溪穴。

（4）在背部施推法和擦法各 1～2 分钟。

（5）在胸部施摩法和揉法各 1～2 分钟。

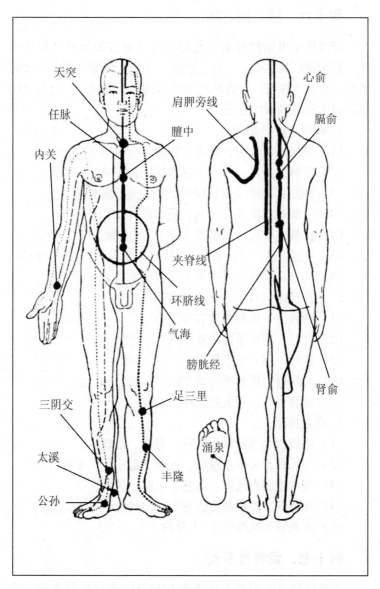

图92

四十六、肺　结　核

肺结核是由结核杆菌引起的具有传染性的慢性消耗性疾病。临床症状为咳嗽、咳血、潮热、盗汗、消瘦、疲乏、腰膝酸软、食欲不振等。中医称之为"肺痨"、"痨瘵"。经穴点压疗法可起到辅助治疗作用。

1. 有效穴位（图93）

（1）膀胱经：肺俞、膏肓、胃俞。

（2）督脉：身柱（第3胸椎棘突下凹陷中）、大椎。

（3）肺经：尺泽（肘横纹中，肱二头肌腱桡侧）。

（4）大肠经：曲池（屈肘，肘横纹外端凹陷处）。

（5）任脉：中脘（肚脐直上4寸）、关元。

（6）胃经：足三里、丰隆（外踝上8寸，条口穴外1寸）。

（7）经外：结核穴（大椎穴旁开3.5寸）。

2. 指压经络（线）

（1）膀胱经：用四指关节排压法。

（2）督脉：用双手拇指并压法。

（3）任脉：用三指头压法。

（4）肋缘线：用双手拇指压法。

（5）肩胛旁线：用五指头压法。

3. 点穴按摩

（1）用拇指端点肺俞、膏肓、胃俞、结核穴。

（2）用屈食指关节点身柱、大椎、足三里、丰隆穴。

（3）用食指端点尺泽、曲池、中脘、关元穴。

（4）在背部施擦法和推法各1～2分钟。

（5）在胸胁部施摩法2～3分钟。

四十七、病毒性肝炎

病毒性肝炎是由肝炎病毒引起的急性全身性传染病，有甲、乙、丙、丁、戊型等多种类型。其主要临床表现为体乏肢软、食欲减退、恶心、厌油腻、腹胀、胁痛，或伴皮肤、巩膜

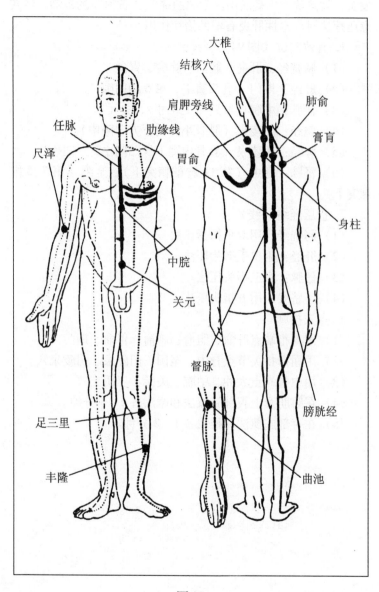

图 93

发黄，发热等。本病属中医学"胁痛"、"黄疸"的范畴。经穴点压疗法对病毒性肝炎有辅助治疗作用。

1. 有效穴位（图 94）

（1）膀胱经：肝俞、胆俞、脾俞、胃俞。

（2）肝经：期门（乳头直下，第 6 肋间隙）、太冲。

（3）任脉：中脘（肚脐直上 4 寸）、关元。

（4）胆经：阳陵泉（腓骨小头前下方凹陷中）。

（5）脾经：阴陵泉（胫骨内踝下缘凹陷中）、三阴交。

（6）督脉：脊中（第 11 胸椎棘突下）、至阳（第 7 胸椎棘突下）。

2. 指压经络（线）

（1）膀胱经：用双手拇指压法。

（2）肝经：用单手拇指压法。

（3）任脉：用三指头压法。

（4）环脐线：用五指头压法。

3. 点穴按摩

（1）用拇指端点肝俞、胆俞、脾俞、胃俞、期门穴。

（2）用屈拇指关节点脊中、至阳、阳陵泉、阴陵泉穴。

（3）用中指端点太冲、中脘、关元、三阴交穴。

（4）在胁肋及上腹部施擦法和摩法各 2~3 分钟。

（5）在背部施擦法和推法各 1~2 分钟。

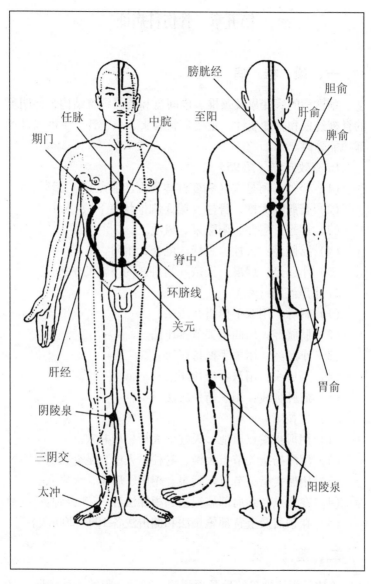

图 94

第五章　骨伤科病证

一、颈　椎　病

颈椎病的病变累及颈椎、椎间盘和周围纤维结构，伴明显的脊神经根和脊髓变性。主要症状有头、颈、臂、手疼痛及颈部功能障碍。

1. 有效穴位（图95）

（1）经外：阿是穴（病变椎体周围压痛点）。

（2）督脉：大椎、身柱（第3胸椎棘突下）、人中。

（3）胆经：肩井、阳陵泉、风池。

（4）膀胱经：天柱、大杼、昆仑、跗阳。

（5）小肠经：后溪、天宗（肩胛骨冈下窝的中央）。

2. 指压经络（线）

（1）督脉：用双手拇指并压法。

（2）膀胱经：用四指关节排压法。

（3）小肠经：用单手拇指压法。

（4）颈肩线：用双手拇指压法。

（5）肩胛旁线：用三指头压法。

3. 点穴按摩

（1）用拇指端点风池、天柱、大杼、肩井穴。

（2）用屈拇指关节点大椎、身柱、人中、昆仑穴。

（3）用屈食指关节点阳陵泉、跗阳、后溪、天宗穴。

（4）在痛点及颈肩部施捏法和指揉法各2~3分钟。

（5）在颈肩及上背部施拍法和侧击法各100~200次。

二、落　　枕

落枕是指急性单纯性颈项强痛、活动受限的一种病证，又称颈部伤筋。本病多因颈部扭伤，或睡眠姿势不当，枕头高低不适，或局部感受风寒，使颈椎及肌肉遭受长时间地过分牵拉

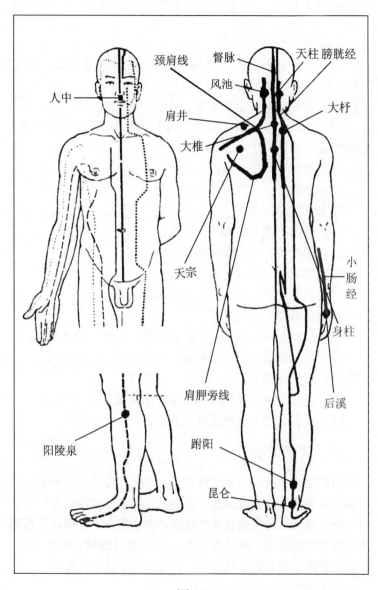

图 95

而发生痉挛所致。中医学认为本病与风寒湿热及气血瘀滞有关。

1. 有效穴位（图96）

（1）经外：阿是穴（患部痛点）、落枕穴（手背，第2、3掌骨间，掌指关节后约0.5寸）。

（2）胆经：阳陵泉、肩井、风池。

（3）小肠经：天宗（肩胛骨冈下窝中央）、肩外俞（第1胸椎棘突下旁开3寸）、后溪。

（4）督脉：人中、大椎。

（5）膀胱经：大杼、承山、昆仑。

2. 指压经络（线）

（1）督脉：用双手拇指并压法。

（2）小肠经：用单手拇指压法。

（3）颈肩线：用双手拇指压法。

（4）肩胛旁线：用四指关节排压法。

3. 点穴按摩

（1）用拇指端点肩井、风池、后溪、大椎、肩外俞穴。

（2）用屈食指关节点阳陵泉、大杼、承山、昆仑穴。

（3）用食指端点落枕、人中、天宗穴。

（4）在颈肩痛点及周围施捏法和指揉法各2~3分钟。

（5）在颈、肩、背部施推法和擦法各1~2分钟。

三、项韧带损伤

项韧带起于所有的颈椎棘突，止于枕外隆凸和枕外嵴，其两侧有头夹肌、斜方肌附着，这些肌肉的收缩牵拉以及头颈部的频繁活动均可导致项韧带的损伤。急性损伤者，局部疼痛明显，颈部活动受限；慢性损伤者，自觉颈后钝痛，酸胀不适，长时间伏案工作之后症状加重，因此多发于伏案工作者。

1. 有效穴位（图97）

（1）经外：阿是穴（患部痛区）。

（2）督脉：大椎、身柱（第3胸椎棘突下）。

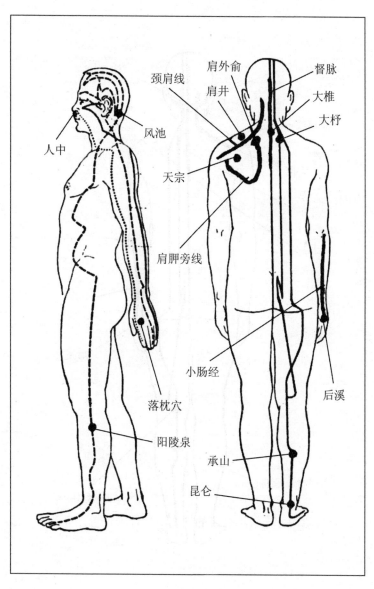

图96

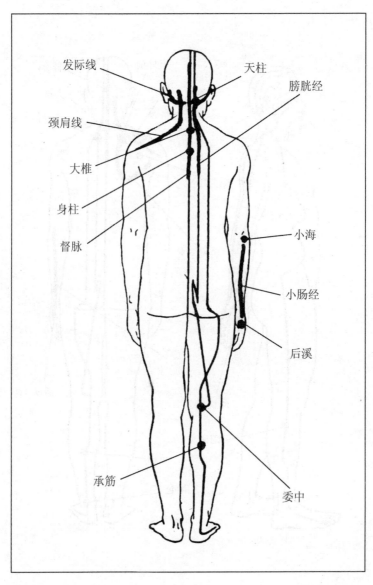

图 97

（3）膀胱经：承筋（合阳穴与承山穴连线的中点）、委中、天柱（哑门穴旁开1.3寸，当斜方肌外缘凹陷中）。

（4）小肠经：小海（屈肘，当尺骨鹰嘴与肱骨内上髁之间凹陷中）、后溪（握拳，第5掌指关节后尺侧横纹头，赤白肉际）。

2. 指压经络（线）

（1）督脉：用双手拇指并压法。

（2）膀胱经：用四指关节排压法。

（3）小肠经：用单手拇指压法。

（4）颈肩线：用三指头压法。

（5）发际线：用双手拇指压法。

3. 点穴按摩

（1）用拇指端点承筋、委中、天柱、阿是穴。

（2）用屈食指关节点大椎、身柱、小海、后溪穴。

（3）在患部及颈肩部施指推法和指揉法各2~3分钟。

（4）在颈项及痛点施捏法和摩法各2~3分钟。

四、斜方肌损伤

斜方肌是颈肩部浅层肌肉，受副神经和第3、4颈神经前支支配，其上部收缩提肩胛，下部收缩降肩胛，中部收缩使肩胛骨向脊柱靠近。斜方肌损伤多发生在上部。临床多为单侧发病，患肩有酸痛、沉紧等不适感。

1. 有效穴位（图98）

（1）经外：阿是穴（损伤局部痛点）。

（2）胆经：阳陵泉、肩井、风池。

（3）膀胱经：大杼（第1胸椎棘突下，旁开1.5寸）、昆仑（外踝与跟腱之间凹陷中）。

（4）小肠经：肩外俞（第1胸椎棘突下旁开3寸）、小海（屈肘，当尺骨鹰嘴与肱骨内上髁之间凹陷中）、后溪。

2. 指压经络（线）

（1）膀胱经：用双手拇指压法。

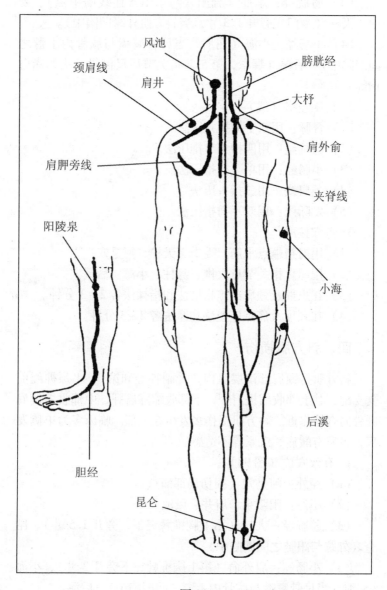

风池

颈肩线

肩井

膀胱经

大杼

肩外俞

肩胛旁线

夹脊线

阳陵泉

小海

后溪

胆经

昆仑

图 98

（2）胆经：用单手拇指压法。

（3）夹脊线：用双手拇指并压法。

（4）颈肩线：用三指头压法。

（5）肩胛旁线：用四指关节排压法。

3. 点穴按摩

（1）用拇指端点阿是穴、肩井、大杼、风池穴。

（2）用屈食指关节点阳陵泉、大杼、昆仑穴。

（3）用屈拇指关节点肩外俞、小海、后溪穴。

（4）在损伤部位及周围施肘推法和掌根揉法各1~2分钟。

（5）在损伤部位施指揉法和捏法各2~3分钟。

五、提肩胛肌损伤

提肩胛肌位于斜方肌和胸锁乳突肌深层，起于第1~4颈椎横突的后结节，止于肩胛骨的内上角，它收缩时上提肩胛。临床多为单侧发病。病程多缓慢。患者自觉颈根部有钝痛、酸沉等不适感，可向头颈部或肩背部放射，重者可有活动受限。伏案工作后和受凉后可致症状加重。

1. 有效穴位（图99）

（1）经外：阿是穴（损伤局部痛点）。

（2）膀胱经：委中、大杼（第1胸椎棘突下旁开1.5寸）、天柱（哑门穴旁开1.3寸，当斜方肌外缘凹陷中）。

（3）胆经：肩井（大椎穴与肩峰连线的中点）、风池（胸锁乳突肌与斜方肌之间，平风府穴）、悬钟。

（4）小肠经：肩外俞（第1胸椎棘突下旁开3寸）、后溪。

2. 指压经络（线）

（1）膀胱经：用双手拇指压法。

（2）胆经：用单手拇指压法。

（3）颈肩线：用三指头压法。

（4）肩胛旁线：用双手拇指并压法。

（5）损伤局部：用掌根作持续或间歇压法。

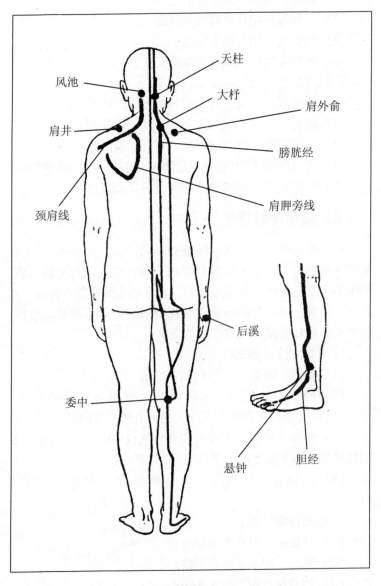

风池
天柱
大杼
肩外俞
肩井
膀胱经
肩胛旁线
颈肩线
后溪
委中
悬钟
胆经

图 99

3. 点穴按摩

（1）用屈肘关节点阿是穴、肩井、大杼穴。

（2）用拇指端点委中、天柱、风池穴。

（3）用屈食指关节点悬钟、肩外俞、后溪穴。

（4）在损伤处施指揉法和捏法各 2～3 分钟。

（5）在损伤处及周围施拍法和击法各 100～200 次。

六、菱形肌损伤

菱形肌位于斜方肌深面，收缩时牵拉肩胛骨向脊柱靠拢。长期伏案工作、背部受凉、潮湿是菱形肌损伤的重要诱因。临床多为慢性起病，病史较长。病人有背部酸困、沉紧感，有人感觉"像压了石头"一样，可伴有钝痛和隐痛。症状在劳累、受凉后加重。

1. 有效穴位（图 100）

（1）经外：阿是穴（劳损局部痛点）、华佗夹脊（第 3～8 胸椎棘突旁开 0.5 寸）。

（2）膀胱经：心俞（第 5 胸椎棘突下旁开 1.5 寸）、厥阴俞（第 4 胸椎棘突下旁开 1.5 寸）、委中（腘窝横纹中央）。

（3）小肠经：后溪（握拳，第 5 掌指关节后尺侧横纹头，赤白肉际）、肩中俞（大椎穴旁开 2 寸）、天宗。

2. 指压经络（线）

（1）膀胱经：用双手拇指压法。

（2）小肠经：用单手拇指压法。

（3）夹脊线：用四指关节排压法。

（4）肩胛旁线：用双手拇指并压法。

（5）阿是穴：用掌根压法。

3. 点穴按摩

（1）用屈肘关节点阿是穴、华佗夹脊穴。

（2）用拇指端点心俞、厥阴俞、委中穴。

（3）用屈食指关节点后溪、肩中俞、天宗穴。

（4）在患部及周围用肘推法和指揉法各 2～3 分钟。

（5）在患部及周围施用侧击法和拍法各 100～200 次。

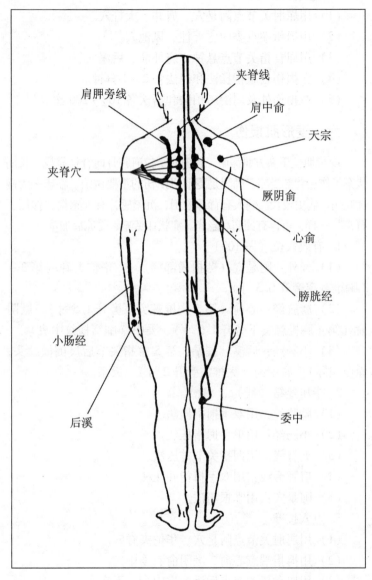

图 100

七、冈上肌损伤

冈上肌在斜方肌和三角肌的深面，位于肩胛骨的冈上窝内。外展用力过猛、慢性劳损、外感风寒是冈上肌损伤的病因。临床以慢性病变为多见。患者自觉肩上疼痛，以肩关节外展时明显，疼痛可向上肢桡侧放射；病久者可有肌肉萎缩现象；于冈上窝或肱骨大结节处可查得压痛点。

1. 有效穴位（图101）

（1）经外：阿是穴（损伤处痛点）。

（2）小肠经：曲垣（肩胛骨冈上窝内侧凹陷中）、肩外俞（第1胸椎棘突下旁开3寸）、后溪（握拳，第5掌指关节后尺侧横纹头，赤白肉际）。

（3）胆经：肩井（大椎穴与肩峰连线的中点）、悬钟（外踝上3寸，腓骨后缘）。

（4）膀胱经：大杼（第1胸椎棘突下旁开1.5寸）、跗阳（昆仑穴直上3寸）、昆仑（外踝与跟腱之间凹陷中）。

2. 指压经络（线）

（1）小肠经：用单手拇指压法。

（2）胆经：用双手拇指并压法。

（3）颈肩线：用双手拇指压法。

（4）阿是穴：用掌根作持续压法。

3. 点穴按摩

（1）用屈肘关节点阿是穴2~3分钟。

（2）用拇指端点大杼、肩井、曲垣、肩外俞穴。

（3）用屈食指关节点后溪、悬钟、跗阳、昆仑穴。

（4）在痛点及周围施拇指推法和拇指揉法各2~3分钟。

八、小圆肌损伤

小圆肌为腋后浅层肌肉，多因上举、投掷、扳拉等用力情况下使其受到过度牵拉而发生损伤。轻者可无自觉症状，只有当患肢活动到某一方位时可能感到腋后有疼痛或某种不适感，

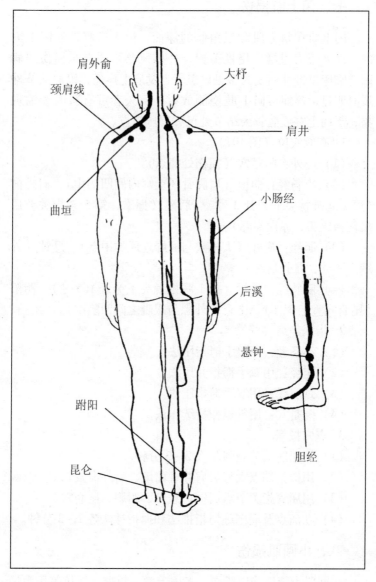

图 101

较重者肩后部酸痛不适，严重者不能患侧卧位，影响睡眠。劳累和受凉可使症状加重。

1. 有效穴位（图102）

（1）经外：阿是穴（损伤处痛点）。

（2）小肠经：天宗（肩胛骨冈下窝的中央）、肩贞（腋后皱襞上1寸）、后溪（握拳，第5掌指关节后尺侧横纹头，赤白肉际）。

（3）三焦经：肩髎（肩峰外下方，肩髃穴后寸许凹陷中）、外关（腕背横纹上2寸，桡骨与尺骨之间）。

（4）胆经：肩井（大椎穴与肩峰连线的中点）、阳陵泉（腓骨小头前下方凹陷中）。

2. 指压经络（线）

（1）阿是穴：用掌根作间歇压法。

（2）小肠经：用双手拇指并压法。

（3）颈肩线：用双手拇指压法。

（4）肩胛旁线：用四指关节排压法。

3. 点穴按摩

（1）用拇指端点阿是穴、天宗、肩贞、肩井、后溪穴。

（2）用屈食指关节点肩髎、外关、阳陵泉穴。

（3）在痛点及周围用指推法和指揉法各2～3分钟。

（4）在痛点及周围用捏法和拍法各2～3分钟。

九、岔　气

岔气又称胸壁扭伤。发病原因多为强力举重，用力过猛，或搬扛重物用力不当，或挤压或咳嗽时发生气机失调，或胸部长时间处于扭曲姿势。主要表现为胸肋部胀满、疼痛剧烈、不敢深呼吸、咳嗽或转动胸部时疼痛加剧。本病属中医"胸痛"范畴，其病因病机为气机失调、气滞血瘀。

1. 有效穴位（图103）

（1）经外：阿是穴（伤处痛部）、华佗夹背（损伤部位相对应处）。

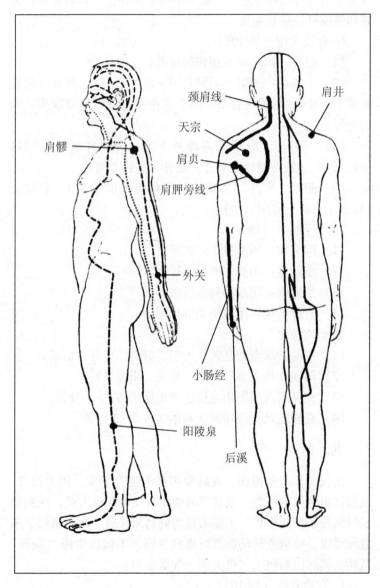

图 102

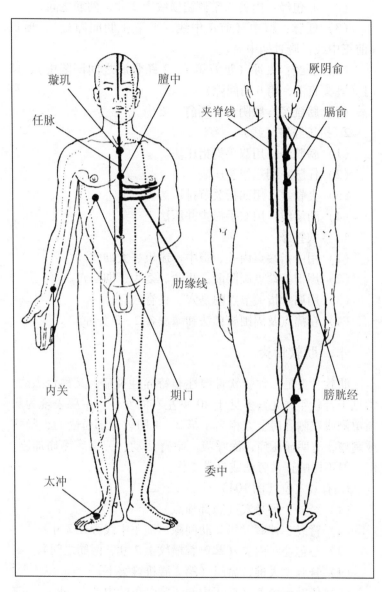

图 103

（2）心包经：内关（掌侧腕横纹上2寸，两筋之间）。

（3）任脉：膻中（前正中线，平第4肋间隙处）、璇玑（前正中线，胸骨柄中央）。

（4）肝经：太冲（足背第1、2跖骨底之间凹陷中）、期门（乳头直下，第6肋间隙）。

（5）膀胱经：厥阴俞、膈俞、委中。

2. 指压经络（线）

（1）膀胱经：用双手拇指压法。

（2）任脉：用三指头压法。

（3）夹脊线：用四指关节排压法。

（4）肋缘线：用双手拇指并压法。

3. 点穴按摩

（1）用中指端点内关、膻中、璇玑、太冲穴。

（2）用拇指端点厥阴俞、膈俞、委中、期门穴。

（3）用屈食指关节点阿是穴、夹脊穴。

（4）在痛点及周围施推法和摩法各2~3分钟。

十、肋软骨炎

肋软骨炎是一种肋软骨慢性非特异性炎症，又称台杰病。常见于青壮年，尤其多见于20岁左右的女性。主要表现为胸前单侧或双侧乳房上方相当于第2~4肋软骨部位隆起，隐痛或刺痛，有明显压痛，深呼吸、举臂活动、劳累后疼痛加剧，但一般不影响正常劳动或日常工作。

1. 有效穴位（图104）

（1）经外：阿是穴（患部痛点）。

（2）肾经：神藏（第2肋间隙，前正中线旁开2寸）。

（3）心包经：内关（掌侧腕横纹上2寸，两筋之间）。

（4）督脉：大椎、命门（第2腰椎棘突下）。

（5）任脉：华盖（前正中线，胸骨角的中点）、玉堂（前正中线，平第3肋间隙处）。

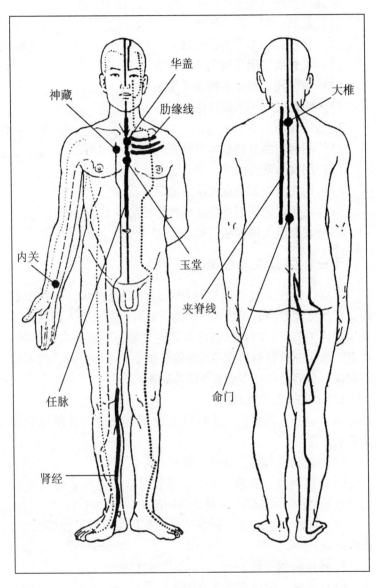

华盖
神藏
肋缘线
大椎
内关
玉堂
夹脊线
任脉
命门
肾经

图 104

2. 指压经络（线）

（1）任脉：用三指头压法。

（2）肾经：用单手拇指压法。

（3）夹脊线：用四指关节排压法。

（4）肋缘线：用双手拇指并压法。

（5）阿是穴：用掌根压法。

3. 点穴按摩

（1）用拇指端点阿是穴、神藏穴。

（2）用食指端点内关、华盖、玉堂穴。

（3）用屈拇指关节点大椎、命门穴。

（4）在痛点及周围施指推法和掌推法各 1~2 分钟。

（5）在痛点及周围施指揉法 2~3 分钟。

十一、强直性脊柱炎

强直性脊柱炎是引起脊柱强直的一种慢性病，起病多迟缓，有持续性腰痛，伴晨僵，活动后减轻。过去有人将其归于类风湿性关节炎，两者虽有许多共同之处，但是从发病年龄、性别、患病部位和对治疗的反应等各项临床指标分析，两者均不相同。目前已公认本病属结缔组织疾病。

1. 有效穴位（图 105）

（1）经外：阿是穴（患椎痛点）、华佗夹脊（患椎棘突下旁开 0.5 寸）。

（2）督脉：大椎、身柱、腰俞、人中。

（3）膀胱经：肾俞、委中、承筋（合阳穴与承山穴连线的中点）、昆仑（外踝与跟腱之间凹陷中）。

（4）小肠经：后溪（握拳，第 5 掌指关节后尺侧横纹头，赤白肉际）。

2. 指压经络（线）

（1）督脉：用双手拇指并压法。

（2）膀胱经：用双手拇指压法。

（3）夹脊线：用四指关节排压法。

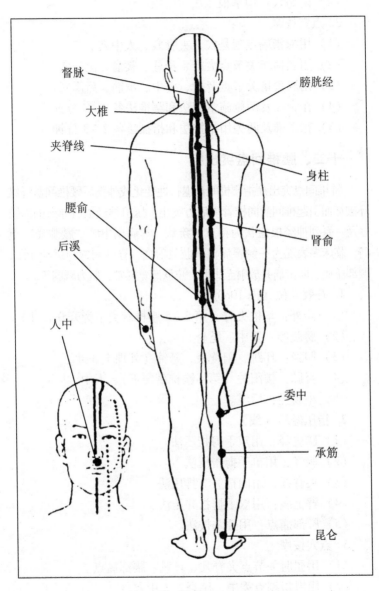

图 105

（4）阿是穴：用掌根压法。

3. 点穴按摩

（1）用拇指端点阿是穴、夹脊穴、人中穴。

（2）用屈拇指关节点大椎、身柱、腰俞、昆仑穴。

（3）用屈食指关节点肾俞、委中、承筋、后溪穴。

（4）在脊柱及两侧施掌擦法和掌推法各 2～3 分钟。

（5）在患椎及两旁用指推法和指揉法各 2～3 分钟。

十二、腰椎间盘突出症

腰椎间盘突出症指腰椎间盘退行性变化或外伤后腰椎间盘纤维环破坏而引起椎间盘向椎管内后方突出、压迫神经根所导致的以腰痛及一系列神经根症状为特点的疾病。本病属中医"腰腿痛"范畴。临床多表现为一侧腰痛伴下肢放射痛，脊柱侧弯和运动受限，腰部压痛、叩击痛并放射至患肢，皮肤感觉异常，肌力减弱等。

1. 有效穴位（图 106）

（1）经外：华佗夹脊（第 3～5 腰椎棘突下旁开 0.5 寸）。

（2）膀胱经：委中、昆仑。

（3）胆经：环跳、阳陵泉、悬钟（外踝上 3 寸）。

（4）督脉：腰阳关（第 4 腰椎棘突下）、人中。

（5）小肠经：后溪。

2. 指压经络（线）

（1）膀胱经：用双手拇指压法。

（2）胆经：用单手拇指压法。

（3）夹脊线：用四指关节排压法。

（4）臀上线：用双手拇指并压法。

（5）腰部痛点：用叠掌按法。

3. 点穴按摩

（1）用屈肘关节点夹脊穴、环跳、腰部痛点。

（2）用拇指端点委中、昆仑、人中穴。

（3）用屈食指关节点阳陵泉、悬钟、腰阳关、后溪穴。

（4）在腰和患肢痛区用肘推法和掌揉法各 2～3 分钟。

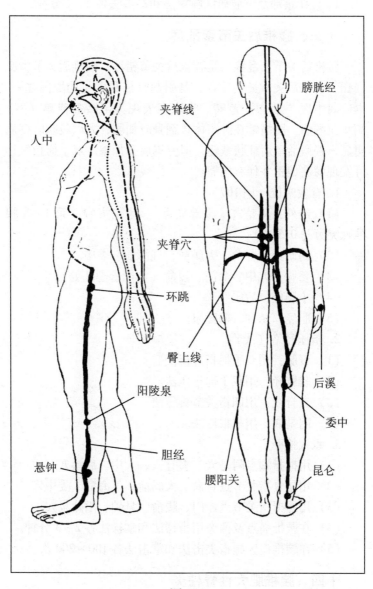

图 106

（5）在腰部及下肢痛区施捏法和拳击法各 2～3 分钟。

十三、腰椎后关节紊乱症

腰椎后关节紊乱症，是腰椎后关节错缝、腰椎后关节滑膜嵌顿、腰椎后关节炎的统称，是引起腰痛最常见的原因之一。本病属中医"腰痛"范畴。临床多表现为下腰痛或单（双）侧腰肌酸痛。腰痛常在卧床休息翻身时加剧，尤以晨起时疼痛明显，轻微活动后症状减轻，但劳累后又加重。双手拇指触诊可发现棘突偏歪并伴有压痛。

1. 有效穴位（图 107）

（1）经外：阿是穴（腰部痛点）、华佗夹脊（第 1～5 腰椎棘突旁开 0.5 寸）。

（2）膀胱经：肾俞、大肠俞、气海俞、委中。

（3）督脉：人中、命门、腰俞（当骶管裂孔处）。

（4）小肠经：后溪。

（5）胆经：悬钟、阳陵泉。

2. 指压经络（线）

（1）督脉：用双手拇指并压法。

（2）膀胱经：用双手拇指压法。

（3）夹脊线：用四指关节排压法。

（4）阿是穴：用掌根压法。

3. 点穴按摩

（1）用拇指端点阿是穴、夹脊穴、人中、后溪穴。

（2）用屈食指关节点肾俞、大肠俞、气海俞、委中穴。

（3）用屈拇指关节点命门、腰俞、悬钟、阳陵泉穴。

（4）在腰椎痛点及两旁用指揉法和掌揉法各 2～3 分钟。

（5）在腰椎痛区施指尖击法和掌击法各 100～200 次。

十四、腰椎肥大性脊柱炎

腰椎肥大性脊柱炎又称腰椎增生性脊柱炎。多因年龄增长、创伤、劳损、不适当的牵拉等所致脊椎退行性改变，使脊

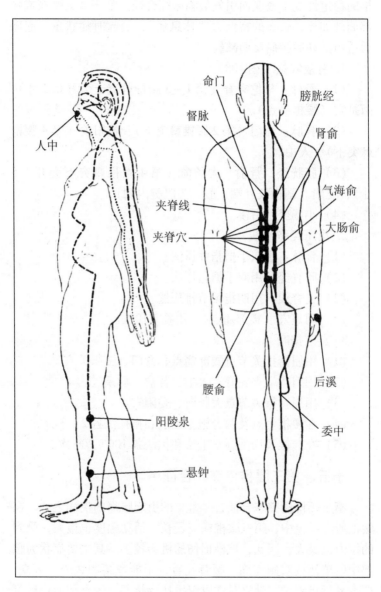

图 107

椎的稳定性发生改变而引发的临床综合征。临床多见腰痛或腰部僵硬如板，腰痛的特点为"休息痛"，晨起时症状重，起床后适当活动后腰痛反而减轻。

1. 有效穴位（图108）

（1）经外：华佗夹脊（第1~5腰椎棘突下旁开0.5寸）、阿是穴（腰椎痛点）。

（2）督脉：命门（第2腰椎棘突下）、腰阳关（第4腰椎棘突下）、人中。

（3）膀胱经：肾俞、大肠俞（第4腰椎棘突下旁开1.5寸）、委阳（腘横纹外端，股二头肌腱内侧）。

（4）小肠经：后溪。

2. 指压经络（线）

（1）督脉：用双手拇指并压法。

（2）膀胱经：用双手拇指压法。

（3）夹脊线：用四指关节排压法。

（4）阿是穴（腰部痛点）：用叠掌压法。

3. 点穴按摩

（1）用屈拇指关节点腰部痛点、命门、腰阳关穴。

（2）用拇指端点夹脊、人中、肾俞、后溪穴。

（3）用屈食指关节点大肠俞、委阳穴。

（4）在腰椎痛点及两旁施指推法和指揉法各2~3分钟。

（5）在痛椎及周围施拳击法和拍法各100~200次。

十五、第三腰椎横突综合征

第三腰椎横突综合征，是常见的引起腰痛的疾病之一。在腰椎所有横突中，第三腰椎横突最长，活动幅度也最大，受到的拉力也最大，因此，该椎损伤的机会较多。其主要症状为腰部中段单侧或双侧疼痛，腰背强直，不能弯腰和久坐、久立，严重者行走困难，站立时常以双手扶持腰部，休息和治疗后可缓解，但反复发作。

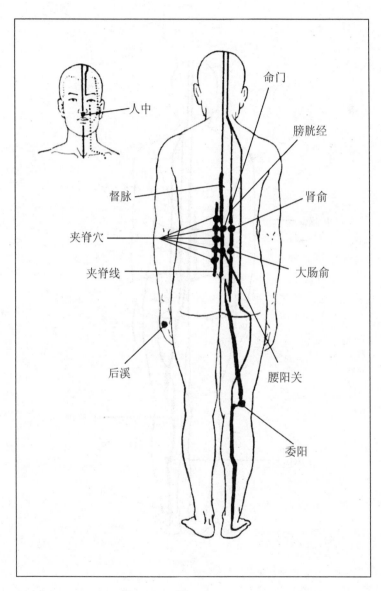

人中

命门

膀胱经

督脉

肾俞

夹脊穴

夹脊线

大肠俞

后溪

腰阳关

委阳

图 108

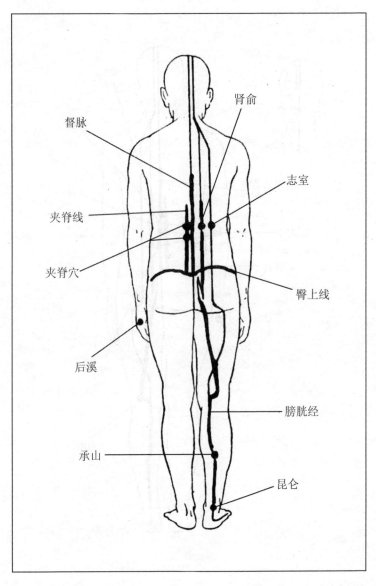

督脉
肾俞
志室
夹脊线
夹脊穴
臀上线
后溪
膀胱经
承山
昆仑

图 109

1. 有效穴位（图 109）

（1）经外：阿是穴（患椎痛点）、华佗夹脊（第 2、3 腰椎棘突下旁开 0.5 寸）。

（2）膀胱经：承山（腓肠肌两肌腹之间凹陷的顶端）、肾俞、志室（第 2 腰椎棘突下旁开 3 寸）、昆仑。

（3）小肠经：后溪。

2. 指压经络（线）

（1）膀胱经：用双手拇指压法。

（2）督脉：用双手拇指并压法。

（3）夹脊线：用四指关节排压法。

（4）臀上线：用双手拇指并压法。

（5）腰部痛区：用叠掌按法。

3. 点穴按摩

（1）用屈肘关节点阿是穴、夹脊穴、腰部痛点。

（2）用拇指端点承山、肾俞、志室穴。

（3）用屈食指关节点昆仑、后溪穴。

（4）在腰部痛点施指揉法和捏法各 2~3 分钟。

（5）在腰部痛点及周围施指尖击法和拍法各 100 次。

十六、急性腰扭伤

急性腰扭伤是指腰部肌肉、筋膜、韧带或小关节因过度扭曲或牵拉所致的损伤，多由搬抬重物、用力过猛或身体突然旋转引起。临床表现为腰痛剧烈，腰不能挺直，俯、仰、转侧均困难。本病属中医学"伤筋"范畴，其病因病机为负重不当或过度扭曲而致关节筋肉络脉受损、气血瘀滞。

1. 有效穴位（图 110）

（1）经外：阿是穴（伤处痛点）、腰痛穴（手背，指总伸肌腱的两侧，腕背横纹下 1 寸处，一手两穴）。

（2）膀胱经：委中、气海俞（第 4 腰椎棘突下旁开 1.5 寸）、志室（第 2 腰椎棘突下旁开 3 寸处）。

（3）督脉：人中（人中沟中央近鼻孔处）、命门（第 2 腰

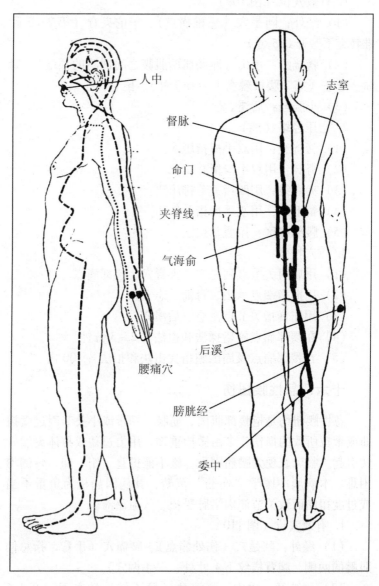

人中

志室

督脉

命门

夹脊线

气海俞

后溪

膀胱经

委中

腰痛穴

图 110

椎棘突下）。

（4）小肠经：后溪（握拳，第5掌指关节后尺侧横纹头，赤白肉际）。

2. 指压经络（线）

（1）膀胱经：用双手拇指压法。

（2）督脉：用双手拇指并压法。

（3）夹脊线：用四指关节排压法。

（4）阿是穴：用掌根压法。

3. 点穴按摩

（1）用屈肘关节点阿是穴、气海俞穴。

（2）用拇指端点腰痛穴、委中、志室穴。

（3）用屈食指关节点人中、命门、后溪穴。

（4）在腰部痛点及周围施指推和肘推法各2~3分钟。

十七、腰肌劳损

腰肌劳损是指腰部的筋膜、肌腱、韧带、皮下组织、肌肉等发生的慢性损伤。常有急性损伤病史，可由累积性劳损或急性期发作治疗不彻底所致。主要症状为腰部不适或隐痛，或持续性钝痛，多因连续弯腰劳动、剧烈活动、受寒或受潮湿后引起发作或加重。

1. 有效穴位（图111）

（1）经外：阿是穴（腰部痛点）、腰痛穴（手背，指总伸肌腱的两侧，腕背横纹下1寸处，一手两穴）。

（2）膀胱经：肾俞、委中、承山、志室。

（3）督脉：悬枢（第1腰椎棘突下）、命门（第2腰椎棘突下）、人中（人中沟中央近鼻孔处）。

（4）小肠经：后溪（握拳，第5掌指关节后尺侧横纹头，赤白肉际）。

2. 指压经络（线）

（1）膀胱经：用双手拇指压法。

（2）夹脊线：用四指关节排压法。

（3）臀上线：用双手拇指并压法。

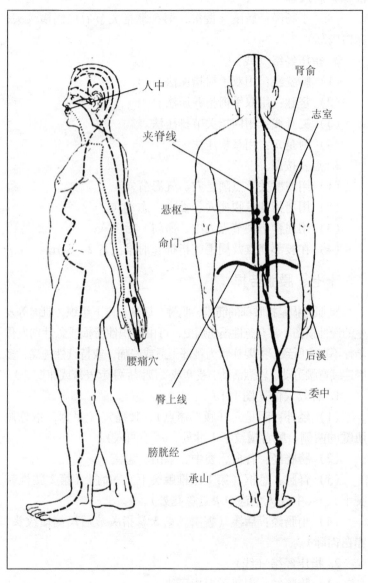

图 111

（4）阿是穴：用叠掌压法。

3. 点穴按摩

（1）用屈肘关节点阿是穴、肾俞、志室穴。

（2）用拇指端点委中、承山、人中、腰痛穴。

（3）用屈食指关节点悬枢、命门、后溪穴。

（4）在腰部痛区施掌擦法和肘推法各 1~2 分钟。

（5）在腰部痛区施指揉法和掌揉法各 2~3 分钟。

十八、臀上皮神经损伤

臀上皮神经损伤是腰臀部扭闪后引起臀上皮神经"移位"所致，临床表现以腰臀部疼痛为主。急性损伤后疼痛剧烈，呈刺痛或撕裂样疼痛；可向下肢放射，但不超过膝关节；弯腰困难，起坐受限，有腰部用不上力气的感觉；患部有明显压痛。

1. 有效穴位（图 112）

（1）经外：阿是穴（损伤患处痛点）。

（2）胆经：居髎（髂前上棘与股骨大转子连线的中点）、阳陵泉（腓骨小头前下方凹陷中）、光明（外踝上 5 寸，腓骨前缘）。

（3）膀胱经：秩边（第 4 骶椎棘突下旁开 3 寸）、合阳（委中穴下 2 寸）、申脉（外踝下缘凹陷中）。

2. 指压经络（线）

（1）胆经：用单手拇指压法。

（2）膀胱经：用双手拇指压法。

（3）夹脊线：用四指关节排压法。

（4）臀上线：用双手拇指并压法。

（5）阿是穴：用手掌压法。

3. 点穴按摩

（1）用屈肘关节点阿是穴、居髎、秩边穴。

（2）用拇指端点阳陵泉、光明穴。

（3）用屈食指关节点合阳、申脉穴。

（4）在痛点及周围施指推法和指揉法各 2~3 分钟。

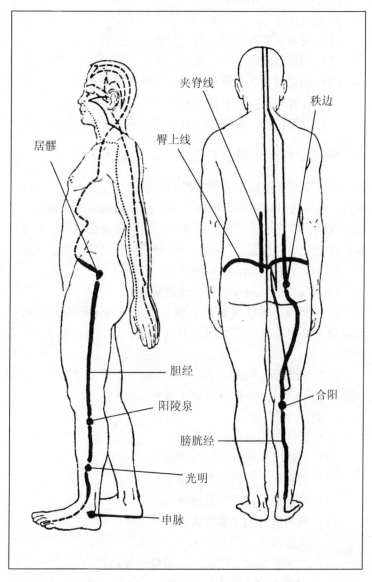

夹脊线

秩边

居髎

臀上线

胆经

阳陵泉

光明

申脉

合阳

膀胱经

图 112

（5）在痛点及周围施侧击法和拍法各 100～200 次。

十九、梨状肌损伤综合征

梨状肌损伤综合征系指由某种原因造成梨状肌损伤后，充血、水肿、痉挛、肥厚的梨状肌刺激或压迫坐骨神经而引起臀腿痛。表现为深在性酸、胀痛，放射至患侧大腿后侧、小腿后外侧，咳嗽、喷嚏、排便可使疼痛加剧。本综合征属中医"痹证"范畴，为气滞血瘀所致。

1. 有效穴位（图 113）

（1）经外：阿是穴（痛点患部）。

（2）胆经：居髎（髂前上棘与股骨大转子连线中点）、环跳（臀部，大腿外侧凹陷中）、阳陵泉。

（3）膀胱经：秩边（第 4 骶椎棘突下，旁开 3 寸）、承扶（臀沟中央）、委中（腘窝横纹中央）。

2. 指压经络（线）

（1）胆经：用单手拇指压法。

（2）膀胱经：用双手拇指压法。

（3）夹脊线：用四指关节排压法。

（4）臀上线：用双手拇指并压法。

（5）阿是穴：用掌根压法。

3. 点穴按摩

（1）用屈肘关节点阿是穴、居髎、环跳穴。

（2）用屈食指关节点阳陵泉、委中穴。

（3）用拇指端点秩边、承扶穴。

（4）在痛区及周围施肘推法 2～3 分钟。

（5）在痛区及周围施指揉法和掌根揉法各 2～3 分钟。

（6）在痛区及周围施拳击法和掌击法各 100～200 次。

二十、骶髂关节损伤

骶髂关节损伤多因姿势不正，肌肉平衡失调，突然进行不协调地屈伸或转腰而致。伤后病人即感下腰部或腰骶部疼痛，

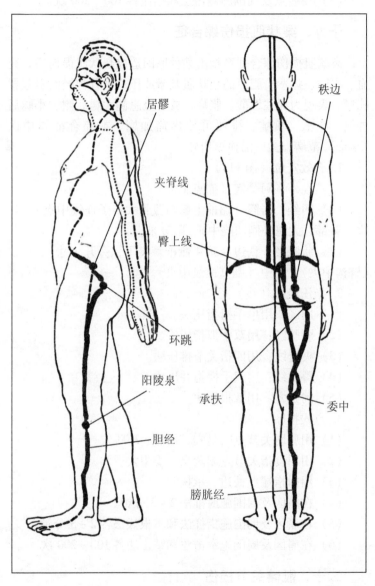

居髎

夹脊线

臀上线

环跳

阳陵泉

胆经

秩边

承扶

委中

膀胱经

图 113

多为单侧发病，站立行走疼痛加重，转身困难。部分病人可出现疼痛向足跟、大腿内侧或沿坐骨神经分布区放射。一般病人不敢平卧，多向健侧卧位。

1. 有效穴位（图114）

（1）经外：阿是穴（损伤患处痛点）。

（2）膀胱经：委中、承山、次髎（第2骶后孔中）、殷门（承扶穴下6寸）、昆仑（外踝与跟腱之间凹陷中）。

（3）胆经：环跳（股骨大转子与骶管裂孔连线的外1/3与内2/3交界处）、阳陵泉（腓骨小头前下方凹陷中）。

2. 指压经络（线）

（1）膀胱经：用双手拇指压法。

（2）胆经：用单手拇指压法。

（3）夹脊线：用四指关节排压法。

（4）臀上线：用双手拇指并压法。

（5）阿是穴：用叠掌压法和掌根压法。

3. 点穴按摩

（1）用屈肘关节点阿是穴、环跳穴。

（2）用拇指端点次髎、委中、承山穴。

（3）用屈食指关节点昆仑、殷门、阳陵泉穴。

（4）在痛区施掌推法和掌摩法各2~3分钟。

（5）在痛区施指揉法和掌揉法各2~3分钟。

（6）在痛区施拳击法和拍法各50~100次。

二十一、肩关节周围炎

肩关节周围炎是关节囊和关节周围软组织的一种退行性、炎症性疾病，以50岁左右的女性多见，故有"五十肩"之称。临床主要表现一侧肩痛和肩关节活动受限，亦可为双侧发病。中医称为"漏肩风"，其病因病机为血虚不能养筋、复感风寒湿邪而凝滞经络，或外伤致血瘀凝滞不通。

1. 有效穴位（图115）

（1）经外：阿是穴（肩关节痛点）。

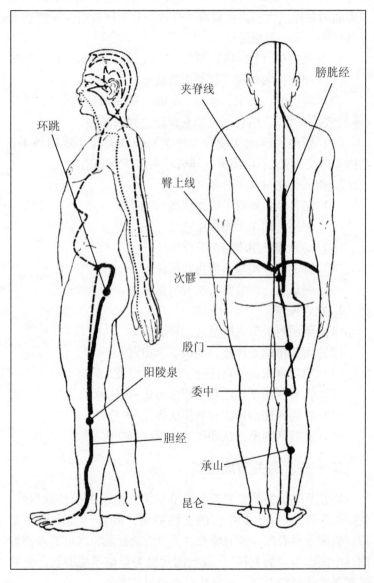

图 114

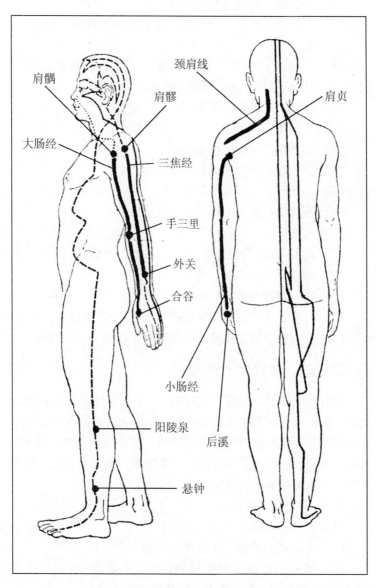

图 115

（2）小肠经：肩贞（腋后皱襞上 1 寸）、后溪。

（3）大肠经：肩髃（三角肌上部肩峰与肱骨结节间）、合谷、手三里。

（4）三焦经：外关（腕背横纹上 2 寸，桡骨与尺骨之间）、肩髎（肩峰外下方，肩髃穴后寸许凹陷中）。

（5）胆经：阳陵泉、悬钟。

2. 指压经络（线）

（1）小肠经：用单手拇指压法。

（2）三焦经：用双手拇指并压法。

（3）大肠经：用三指头压法。

（4）颈肩线：用双手拇指压法。

3. **点穴按摩**

（1）用拇指端点阿是穴、肩贞、肩髃、肩髎穴。

（2）用食指端点合谷、曲池、外关穴。

（3）用屈食指关节点后溪、手三里、阳陵泉、悬钟穴。

（4）在肩关节痛区施指揉法和捏法各 2~3 分钟。

（5）在肩关节及周围施掌推法和拳击法各 2~3 分钟。

二十二、肱骨外上髁炎

肱骨外上髁炎，俗称"网球肘"，是肱骨外上髁部伸肌群起始处损伤或慢性劳损引起的疾病。临床表现为肱骨外上髁部局限性疼痛，腕和前臂旋转功能障碍。本病属中医学"肘痛"范畴，其病因病机为肘部劳损、气血瘀滞，或气血不足、筋脉失养，或寒湿凝滞、筋脉失和。

1. 有效穴位（图 116）

（1）经外：阿是穴（患处痛点）。

（2）大肠经：曲池、手三里（曲池下 2 寸）、合谷。

（3）肺经：尺泽（肘横纹中，肱二头肌腱桡侧）、孔最（在尺泽穴与太渊穴的连线上，腕横纹上 7 寸处）。

（4）三焦经：外关（腕背横纹上 2 寸，桡骨与尺骨之间）。

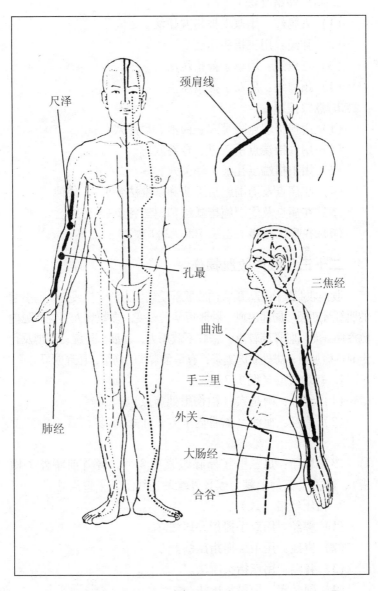

图 116

2. 指压经络（线）

（1）大肠经：用双手拇指并压法。

（2）肺经：用三指头压法。

（3）三焦经：用单手拇指压法。

（4）颈肩线：用双手拇指压法。

3. 点穴按摩

（1）用拇指端点阿是穴、曲池、尺泽穴。

（2）用食指端点手三里、合谷穴。

（3）用中指端点孔最、外关穴。

（4）在痛点及周围施指推法和掌推法各 1～2 分钟。

（5）在痛点及周围施指揉法和捏法各 2～3 分钟。

（6）在痛区施指尖击法 100～200 次。

二十三、股内收肌损伤

股内收肌损伤指大腿股内收肌群受到强力的牵拉或挫伤而引起的肌纤维断裂、局部出血、肿胀等病理改变。多数病人感觉大腿内侧疼痛，尤以耻骨部较重；患肢不敢用力，外展、外旋、下蹲及行走时疼痛加重；患处肌肉紧张，有呈条索状的筋结，压痛明显。

1. 有效穴位（图 117）

（1）经外：阿是穴（损伤患处痛点）。

（2）脾经：血海（髌骨内上方 2 寸处）、箕门（血海穴上 6 寸）。

（3）胃经：足三里（外膝眼直下 3 寸，胫骨前嵴外 1 横指）、髀关（髂前上棘与髌骨外缘的连线上，平臀沟处）。

2. 指压经络（线）

（1）脾经：用双手拇指并压法。

（2）胃经：用单手拇指压法。

（3）肾经：用三指头压法。

（4）阿是穴：用手掌压法。

3. 点穴按摩

（1）用屈肘关节点阿是穴。

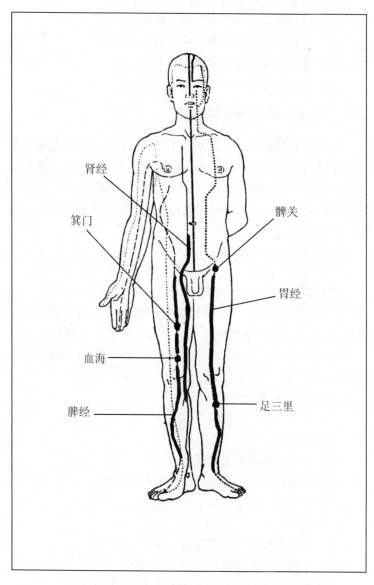

肾经

髀关

箕门

胃经

血海

脾经

足三里

图 117

（2）用拇指端点血海、箕门穴。

（3）用屈食指关节点足三里、髀关穴。

（4）在痛区施指推法和掌推法各 1~2 分钟。

（5）在痛区施指揉法和捏法各 1~2 分钟。

（6）在痛区及周围施拍法 100~200 次。

二十四、股外侧皮神经炎

股外侧皮神经炎，又称感觉异常性股痛。主要表现为大腿前外侧的下方 2/3 部位出现蚁行、麻刺等感觉异常，亦有出现疼痛者，行走或站立时加剧。本病属中医学"皮痹"范畴，其病因病机为正气不足，风寒湿邪外袭，停滞经脉而致气滞血瘀，肌肤失养。

1. 有效穴位（图 118）

（1）病变局部。

（2）胆经：阳陵泉（腓骨小头前下方凹陷处）、风市。

（3）胃经：伏兔（髂前上棘与髌骨外缘的连线上，髌骨上 6 寸）、足三里（外膝眼下 3 寸，胫骨前嵴外 1 横指）。

（4）膀胱经：飞扬（昆仑穴直上 7 寸）、殷门（臀沟中央直下 6 寸）。

2. 指压经络（线）

（1）胆经：用双手拇指并压法。

（2）膀胱经：用四指关节排压法。

（3）胃经：用单手拇指压法。

（4）病变局部：用叠掌作持续和间歇压法。

（5）臀上线：用双手拇指并压法。

3. 点穴按摩

（1）用屈食指关节点阳陵泉、风市、足三里穴。

（2）用拇指端点伏兔、飞扬、殷门穴。

（3）在患部及周围用推法和擦法各 2~3 分钟。

（4）在患部用指揉法和捏法各 2~3 分钟。

（5）在患部用拍法和指尖击法各 100 次。

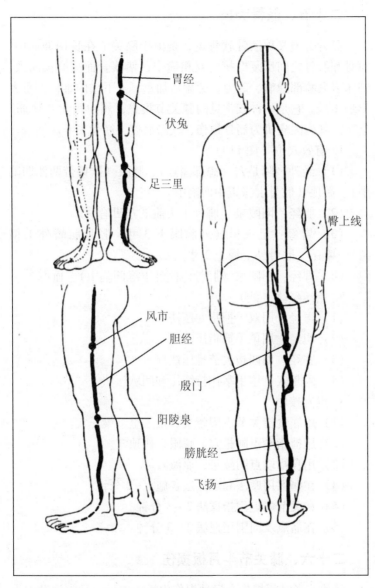

胃经

伏兔

足三里

臀上线

风市

胆经

殷门

阳陵泉

膀胱经

飞扬

图 118

二十五、髌骨劳损

髌骨劳损又称髌骨软骨炎，是由于膝关节在长期伸屈中，髌骨和股骨之间反复摩擦、互相撞击，使软骨面被磨损所致。临床多见膝部隐痛、乏力，劳累后加重，上下楼困难，严重者影响步行。它是一种较常见的膝关节疾患，属中医学"伤筋"范畴。其病因病机为筋骨损伤，气滞血瘀，筋骨失养。

1. 有效穴位（图119）

（1）经外：阿是穴（患部痛点）、膝眼（髌韧带两侧凹陷中）、鹤顶（髌骨上缘正中凹陷中）。

（2）胆经：阳陵泉（腓骨小头前下方凹陷中）。

（3）胃经：足三里（外膝眼下3寸，胫骨前嵴外1横指）、梁丘（髌骨外上缘上2寸）。

（4）脾经：阴陵泉（胫骨内侧髁下缘凹陷中）、血海。

2. 指压经络（线）

（1）胃经：用双手拇指并压法。

（2）胆经：用单手拇指压法。

（3）脾经：用四指关节排压法。

（4）阿是穴：用手掌作持续压和间歇压法。

3. 点穴按摩

（1）用屈食指关节点阳陵泉、足三里、梁丘穴。

（2）用拇指端点阿是穴、膝眼、鹤顶穴。

（3）用食指端点阴陵泉、血海穴。

（4）在痛区用摩法和掌揉法各施1~2分钟。

（5）在关节痛点用指揉法2~3分钟。

（6）在痛点及周围用捏法2~3分钟。

二十六、膝关节半月板损伤

膝关节半月板损伤在运动损伤中极为常见，日常活动中也时有发生。多见于青壮年。主要症状为伤后膝关节剧痛，不敢伸直，关节肿胀，有时有积血；日久易导致患肢无力，关节不

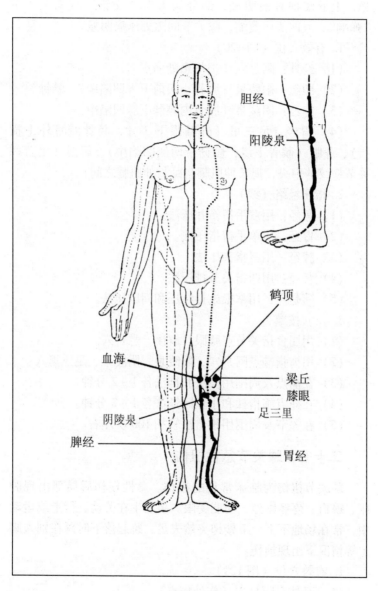

图 119

稳，上下楼梯时最明显，部分病人有"交锁"现象及关节"弹响"；股四头肌萎缩，膝关节间隙处压痛明显。

1. 有效穴位（图 120）

（1）经外：阿是穴（损伤患处痛点）。

（2）胆经：阳陵泉（腓骨小头前下方凹陷中）、悬钟。

（3）脾经：阴陵泉（胫骨内侧髁下缘凹陷中）。

（4）胃经：足三里（外膝眼下 3 寸，胫骨前嵴外 1 横指）、膝眼（髌骨下缘，髌韧带两侧凹陷中）、解溪（足背踝关节横纹的中央，拇长伸肌腱与趾长伸肌腱之间）。

2. 指压经络（线）

（1）胆经：用双手拇指并压法。

（2）胃经：用单手拇指压法。

（3）脾经：用三指头压法。

（4）肾经：用四指关节排压法。

（5）阿是穴：用掌根施持续压和间歇压法。

3. 点穴按摩

（1）用屈食指关节点膝眼、解溪、悬钟穴。

（2）用拇指端点阿是穴、阳陵泉、阴陵泉、足三里穴。

（3）在痛点及周围用擦法和推法各 1～2 分钟。

（4）在痛点施指揉和小鱼际揉法各 1～2 分钟。

（5）在关节及周围用拍击法轻拍 100 次左右。

二十七、踝关节急性扭伤

踝关节扭伤为临床常见的损伤。急性损伤后局部出现肿胀、瘀血、疼痛剧烈、功能受限。多发生在劳动、行走或运动中，常在场地不平、下楼梯突然失足、跳起落下时踩在别人脚上等情况下出现损伤。

1. 有效穴位（图 121）

（1）经外：阿是穴（伤处痛点）。

（2）胆经：丘墟（外踝前下方，趾长伸肌腱外侧凹陷中）。

（3）胃经：解溪（足背踝关节横纹中央凹陷中）。

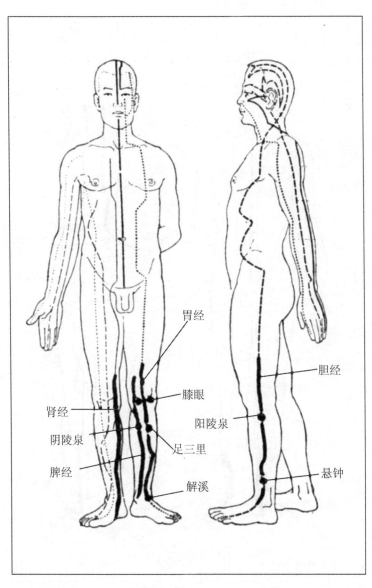

图 120

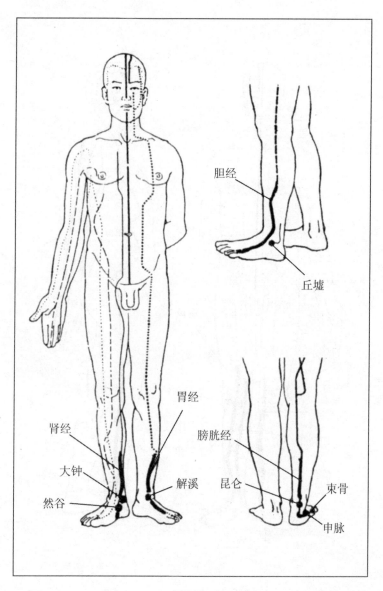

图 121

（4）膀胱经：昆仑（外踝与跟腱之间凹陷中）、申脉（外踝下缘凹陷中）、束骨（第5跖骨小头后缘，赤白肉际）。

（5）肾经：然谷（足舟骨粗隆前下缘凹陷中）、大钟（太溪穴下0.5寸稍后，跟腱内缘）。

2. 指压经络（线）

（1）胆经：用单手拇指压法。

（2）胃经：用双手拇指并压法。

（3）膀胱经：用单手拇指压法。

（4）肾经：用双手拇指并压法。

（5）阿是穴：用掌根施持续压法。

3. 点穴按摩

（1）用拇指端点阿是穴、丘墟、解溪、昆仑穴。

（2）用屈食指关节点申脉、束骨、然谷、大钟穴。

（3）在痛点及周围施擦法和推法各1~2分钟。

（4）在痛点施揉法和捏法各1~2分钟。

（5）在踝关节用拳击法轻击10~30次。

二十八、足跟骨刺疼痛

足跟骨刺疼痛，俗称跟骨痛，是一种骨质的退行性改变，因长期刺激造成。临床表现为足跟部疼痛，不能站立，行走困难，足跟内侧有一明显的痛点，并有筋结样的反应物。常在久坐和晨起下床时疼痛加重，行走活动后可缓解。中医认为本病与肾虚有关。

1. 有效穴位（图122）

（1）经外：阿是穴（患处痛点）。

（2）膀胱经：昆仑（外踝与跟腱之间凹陷中）、仆参（昆仑穴直下，赤白肉际）、申脉（外踝下缘凹陷中）。

（3）脾经：商丘（内踝前下方凹陷中）。

（4）肾经：然谷（足舟骨粗隆前下缘凹陷中）、太溪（内踝与跟腱之间凹陷中）、大钟（太溪穴下0.5寸稍后，跟腱内侧）。

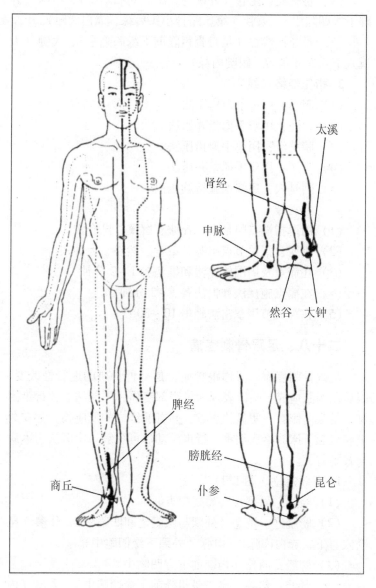

图 122

2. 指压经络（线）

（1）膀胱经：用单手拇指压法。

（2）脾经：用双手拇指并压法。

（3）肾经：用单手拇指压法。

（4）阿是穴：用掌根压法。

3. 点穴按摩

（1）用屈食指关节点然谷、太溪、大钟、申脉穴。

（2）用拇指端点阿是穴、昆仑、仆参、商丘穴。

（3）在痛点及周围施小鱼际擦法 2 ~ 3 分钟。

（4）在痛点用指揉和捏法各 1 ~ 2 分钟。

（5）在跟骨及周围施掌击法 100 ~ 200 次。

二十九、腓肠肌痉挛

腓肠肌痉挛俗称"腿肚抽筋"，此病多见于中老年人、运动员和重体力劳动者。年轻人引起的原因，主要是小腿的肌肉从静止状态下突然转入剧烈运动时，小腿肌肉适应不了而出现不由自主地收缩。主要表现为小腿肌肉抽动，用手触摸有僵硬感，患者感到疼痛；痉挛消失后，在疼痛处可以摸到一条粗硬的结节。

1. 有效穴位（图 123）

（1）阿是穴（患部压痛点）。

（2）膀胱经：委中（腘窝横纹中央）、承山（腓肠肌两肌腹之间凹陷的顶端）、承筋（合阳穴与承山穴连线的中点）、昆仑（外踝高点与跟腱之间凹陷中）。

（3）胆经：阳陵泉（腓骨小头前下方凹陷中）、悬钟。

（4）脾经：三阴交、血海（髌骨内上缘上 2 寸）。

（5）胃经：足三里、条口（足三里穴下 5 寸）。

2. 指压经络（线）

（1）膀胱经：用双手拇指并压法。

（2）胆经：用单手拇指压法。

（3）夹脊线：用双手拇指压法。

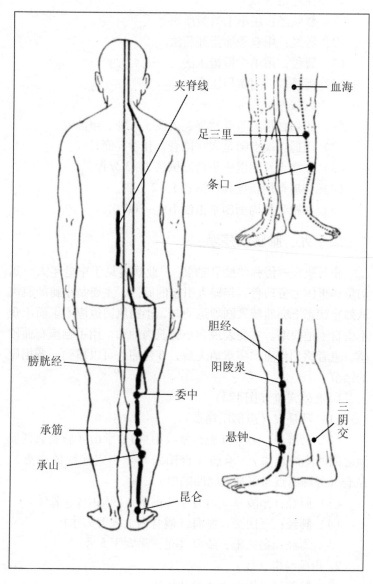

图 123

（4）阿是穴：用手掌压法。

3. 点穴按摩

（1）用拇指端点委中、承山、承筋、昆仑穴。

（2）用食指端点三阴交、血海、足三里穴。

（3）用屈食指关节点阳陵泉、悬钟、条口穴。

（4）在痛区及周围施推法和揉法各约 3 分钟。

（5）在痛区及周围施捏法和掌击法各 2 分钟。

三十、脑外伤后遗症

脑外伤后遗症是头部外伤 3 个月后仍遗留有许多主观症状，部分病人表现为痴呆、头痛、头晕、耳鸣、视力障碍，甚至失眠、偏瘫、语言障碍和失语、癫痫发作等器质性后遗症。中医学认为本病系脑络受伤、气血失和、脑髓失养所致。

1. 有效穴位（图 124）

（1）经外：太阳（眉梢与目外眦之间向后约 1 寸处凹陷中）、印堂（两眉头连线的中点）、安眠（翳风与风池穴连线的中点）。

（2）督脉：百会（两耳尖直上，头顶正中）、上星（前发际正中直上 1 寸）、脑户（风府穴直上 1.5 寸）。

（3）胆经：率谷（耳尖直上，入发际 1.5 寸）、风池、肩井。

（4）大肠经：手三里（在阳溪穴与曲池穴连线上，曲池穴下 2 寸处）、合谷。

2. 指压经络（线）

（1）督脉：用双手拇指并压法。

（2）发际线：用单手拇指压法。

（3）环耳线：用三指头压法。

（4）眉棱线：用双手拇指压法。

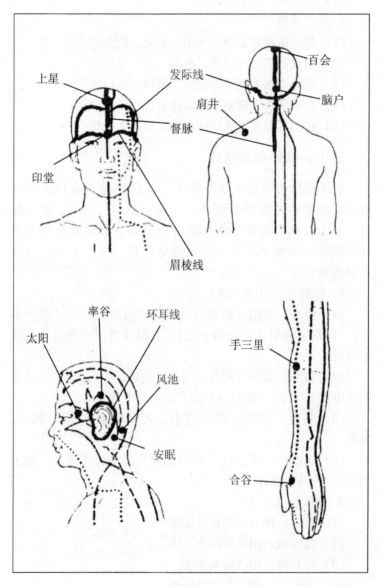

图 124

3. 点穴按摩

（1）用拇指端点太阳、印堂、安眠穴。

（2）用中指端点百会、上星、脑户、率谷穴。

（3）用食指端点风池、肩井、手三里、合谷穴。

（4）在头部施推法和揉法各 2~3 分钟。

（5）在伤处施捏法和指尖击法各 2~3 分钟。

第六章 外科病证

一、急性乳腺炎

急性乳腺炎是指乳腺急性化脓性炎症。哺乳期妇女发病率高，常见于产后 3～4 周的初产妇。多因乳汁淤积或乳头裂伤，继发细菌感染所致。

1. 有效穴位（图 125）

（1）患乳局部。

（2）胃经：膺窗、乳根（第 5 肋间隙，乳头直下）。

（3）膀胱经：肺俞、心俞、膈俞。

（4）肝经：行间、期门（乳头直下，第 6 肋间隙）。

（5）任脉：膻中（前正中线，平第 4 肋间隙处）、关元。

（6）脾经：三阴交、阴陵泉。

2. 指压经络（线）

（1）肝经：用双手拇指并压法。

（2）膀胱经：用四指关节排压法。

（3）胃经：用双手拇指压法。

（4）肩胛旁线：用三指头压法。

（5）肋缘线：用手掌压法。

3. 点穴按摩

（1）用双手拇指端点肺俞、心俞、膈俞穴。

（2）用中指端点膺窗、乳根、膻中、关元穴。

（3）用屈食指关节点行间、期门、三阴交、阴陵泉穴。

（4）用手掌摩和揉患乳及周围各 2～3 分钟。

二、手术后肠粘连

手术后肠粘连指腹腔手术后由于肠粘连或腹膜粘连，导致腹胀、腹痛、便秘、恶心呕吐，甚至引起肠梗阻等严重并发症。中医认为本病多因脏腑气机阻滞所致。

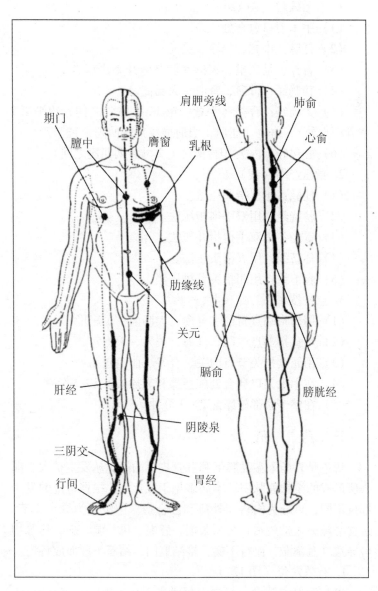

图 125

1. 有效穴位（图 126）

（1）手术刀口愈合处。

（2）任脉：中脘、气海、关元。

（3）胃经：足三里、天枢（肚脐旁开 2 寸）。

（4）膀胱经：胃俞、肾俞、大肠俞。

（5）大肠经：合谷（手背，第 1、2 掌骨之间，约平第 2 掌骨中点处）、曲池（屈肘，当肘横纹外端凹陷中）。

（6）心包经：内关（腕横纹上 2 寸，两肌腱之间）。

2. 指压经络（线）

（1）任脉：用三指头压法。

（2）膀胱经：用双手拇指压法。

（3）胃经：用双手拇指并压法。

（4）环脐线：用五指头压法。

（5）腹下线：用四指关节排压法。

3. 点穴按摩

（1）用拇指端点胃俞、肾俞、大肠俞、足三里穴。

（2）用食指端点中脘、气海、关元、天枢穴。

（3）用屈食指关节点内关、合谷、曲池穴。

（4）在手术刀口愈合处施指揉和掌揉法各 2~3 分钟

（5）在整个腹部施摩法 2~3 分钟。

三、痔　　疮

痔疮是直肠末端黏膜下和肛管皮下的静脉丛发生扩大、曲张所形成的柔软静脉团。本病多见于成年人。根据痔疮的发生部位不同，可分为内痔、外痔和混合痔。中医认为饮食不节、过食辛辣、久坐久站、久泻久痢、妊娠、风、湿、燥、热等均可导致气血壅滞，血行不畅，聚结肛门，结滞不散而成痔疮。

1. 有效穴位（图 127）

（1）督脉：腰俞、长强（尾骨尖下 0.5 寸）。

（2）膀胱经：气海俞、大肠俞（第 4 腰椎棘突下旁开 1.5 寸）、会阳（尾骨尖旁开 0.5 寸）。

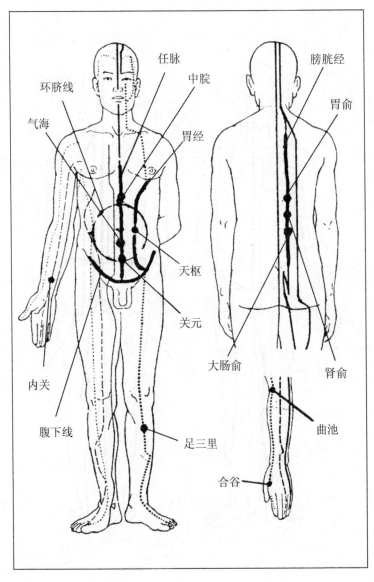

图 126

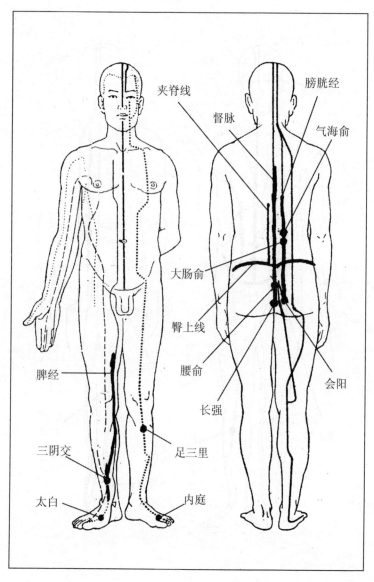

夹脊线
膀胱经
督脉
气海俞
大肠俞
臀上线
腰俞
会阳
长强
脾经
足三里
三阴交
太白
内庭

图 127

（3）胃经：内庭（足背第 2、3 趾间的缝纹端）、足三里。

（4）脾经：太白、三阴交。

2. 指压经络（线）

（1）督脉：用双手拇指并压法。

（2）膀胱经：用双手拇指压法。

（3）脾经：用单手拇指压法。

（4）夹脊线：用四指关节排压法。

（5）臀上线：用五指头压法。

3. 点穴按摩

（1）用拇指端点气海俞、大肠俞、会阳穴。

（2）用食指端点长强、内庭、太白穴。

（3）用屈食指关节点腰俞、足三里、三阴交穴。

（4）在骶尾部施指揉法 2 ~ 3 分钟。

（5）在腰、骶、尾部施指推和掌推法各 1 ~ 2 分钟。

四、胆　绞　痛

胆绞痛是胆石症、胆道感染过程中的一个常见症状。表现为突然发作的右上腹、剑突下阵发性绞痛，多向右肩背放射。胆绞痛属中医学"腹痛"、"胁痛"范畴，其病因病机为情志不畅、饮食不节、外邪侵袭、湿热内蕴而致肝胆之气失于疏泄。

1. 有效穴位（图 128）

（1）膀胱经：肝俞、胆俞、三焦俞（第 1 腰椎棘突下旁开 1. 5 寸）。

（2）胆经：阳陵泉、日月（期门穴直下 1 肋）。

（3）经外：胆囊穴（阳陵泉穴下 1 ~ 2 寸处）。

（4）胃经：关门（脐上 3 寸，旁开 2 寸）、足三里。

（5）肝经：太冲（足背，第 1、2 跖骨底之间凹陷中）、章门（第 11 肋端）、期门（乳头直下，第 6 肋间隙）。

2. 指压经络（线）

（1）膀胱经：用双手拇指压法。

（2）任脉：用三指头压法。

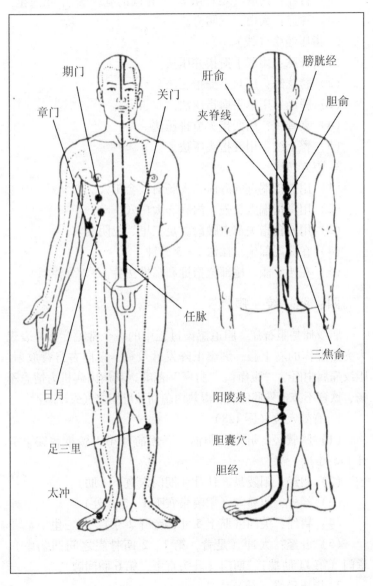

图 128

（3）胆经：用双手拇指并压法。

（4）夹脊线：用四指关节排压法。

3. 点穴按摩

（1）用拇指端点肝俞、胆俞、三焦俞、足三里穴。

（2）用食指端点日月、关门、章门、期门穴。

（3）用屈食指关节点阳陵泉、胆囊穴、太冲穴。

（4）用拇指侧推夹脊线 1~2 分钟。

（5）在上腹部痛区及周围施摩法与揉法各 1~2 分钟。

五、肾　绞　痛

肾绞痛是肾及输尿管结石的主要症状。肾绞痛常因激烈运动和多量饮水而诱发，表现为腰部或腹部阵发性绞痛，可向下腹、外阴、大腿内侧放射。本病属中医学"淋证"、"腹痛"范畴，其病因病机为湿热下注，尿液煎熬成石，阻塞尿路，下焦郁闭不通。

1. 有效穴位（图 129）

（1）膀胱经：肾俞、次髎（第 2 骶后孔中）、膀胱俞。

（2）经外：阿是穴（肾区压痛点）。

（3）脾经：三阴交、阴陵泉（胫骨内侧髁下缘凹陷中）。

（4）任脉：关元、中极（肚脐直下 4 寸）。

（5）肾经：涌泉、照海（内踝下缘凹陷中）。

（6）督脉：腰俞（当骶管裂孔处）、命门。

2. 指压经络（线）

（1）膀胱经：用双手拇指压法。

（2）肾经：用单手拇指压法。

（3）任脉：用三指头压法。

（4）夹脊线：用四指关节排压法。

（5）臀上线：用双手拇指并压法。

3. 点穴按摩

（1）用拇指端点肾俞、次髎、膀胱俞、阴陵泉穴。

（2）用屈肘关节点阿是穴（肾区压痛点）。

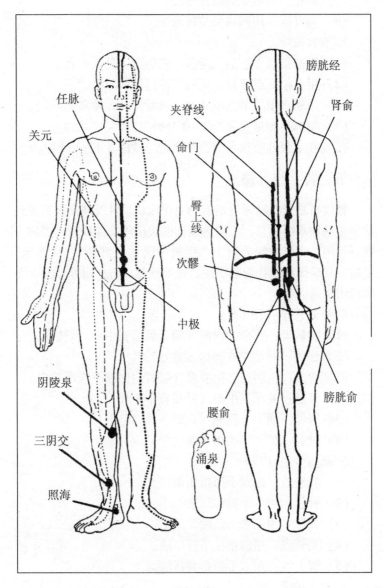

图 129

（3）用中指端点三阴交、关元、中极穴。

（4）用屈食指关节点涌泉、照海、腰俞、命门穴。

（5）在腰骶部和下腹部施掌揉法各 2~3 分钟。

六、前列腺炎

前列腺炎多见于青壮年，多因细菌、病毒、支原体、衣原体等侵入腺体所致，与房事不节、过度饮酒、会阴部损伤、急性尿道炎有关。临床表现为尿频、尿急或小便淋漓不尽，尿道口常有白色分泌物，性欲减退，遗精等。中医认为本病是由肾气亏损或湿热下注所致。

1. 有效穴位（图 130）

（1）膀胱经：肾俞、膀胱俞。

（2）任脉：关元、中极（肚脐直下 4 寸）。

（3）脾经：三阴交、阴陵泉（胫骨内侧髁下缘凹陷中）。

（4）肾经：太溪（内踝与跟腱之间凹陷中）、复溜（太溪穴上 2 寸）。

（5）督脉：腰阳关（第 4 腰椎棘突下）。

（6）胃经：足三里。

2. 指压经络（线）

（1）任脉：在关元穴区用手掌持续压法。

（2）膀胱经：用双手拇指压法。

（3）肾经：用单手拇指压法。

（4）腹下线：用三指头压法。

（5）臀上线：用双手拇指并压法。

3. 点穴按摩

（1）用拇指端点肾俞、膀胱俞、腰阳关、足三里穴。

（2）用食指端点关元、中极、三阴交穴。

（3）用屈食指关节点阴陵泉、太溪、复溜穴。

（4）在下腹施指揉和掌摩法各 2~3 分钟。

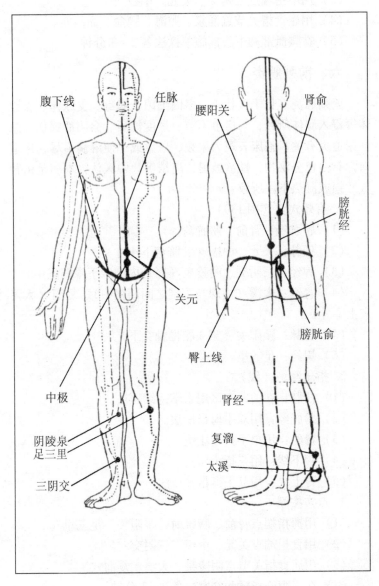

图 130　三阴交、阴陵泉穴位图

七、阳　　痿

阳痿是男性性功能障碍之一，是指阴茎不能勃起或虽能勃起但不能插入阴道进行性交者。一次也不能将阴茎插入阴道者，称原发性阳痿；曾经有过成功的性交，其后发生阳痿者，称继发性阳痿。阳痿多属功能性病变，经过合理的调理和治疗，一般可以恢复正常。

1. 有效穴位（图131）

（1）膀胱经：肾俞（第2腰椎棘突下旁开1.5寸）、次髎（第2骶骨裂孔中）、心俞、脾俞。

（2）任脉：关元（肚脐直下3寸）、气海。

（3）督脉：命门（第2腰椎棘突下）。

（4）肾经：太溪（内踝尖与跟腱之间凹陷中）。

（5）胃经：足三里、大巨（脐下2寸，旁开2寸）。

（6）脾经：地机（阴陵泉下3寸）、三阴交。

2. 指压经络（线）

（1）膀胱经：用双手拇指压法。

（2）任脉：用三指头压法。

（3）督脉：用双手拇指并压法。

（4）腹下线：用单手五指头压法。

（5）臀上线：用四指关节排压法。

3. 点穴按摩

（1）用拇指端点肾俞、心俞、脾俞、次髎穴。

（2）用食指端点关元、气海、大巨、太溪穴。

（3）用屈食指关节点命门、足三里、三阴交、地机穴。

（4）在小腹和腰骶部施推法和摩法各2～3分钟。

八、早　　泄

早泄与阳痿一样给男女双方带来烦恼，当双方做爱进入高潮前，男方却发生了早泄，致使女方往往达不到高潮。早泄的原因多数是由于男方精神高度兴奋、无法控制而引起。如新婚

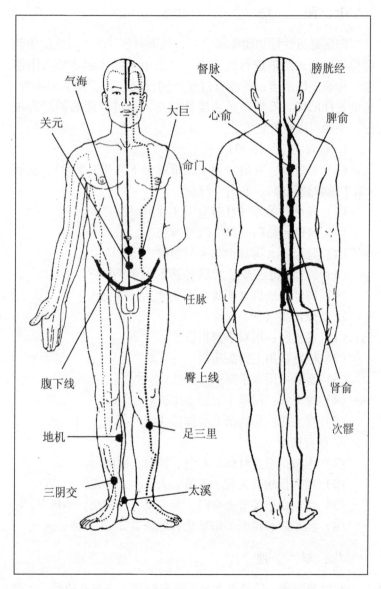

图 131

夫妇洞房花烛夜时，男方无法控制，因而发生了早泄，这不属于病态。经过几次做爱之后，这种现象可能就不发生了。阴茎进入阴道以前或进入阴道后不久即发生射精现象，而且每次都这样，才属于病态的早泄，要加以治疗。一般正常男子，在性交 2~6 分钟后射精，均属正常现象。

1. 有效穴位（图 132）

（1）督脉：百会、命门（第 2 腰椎棘突下）。

（2）膀胱经：心俞、肝俞、肾俞。

（3）任脉：气海、关元、中极。

（4）心包经：内关（腕横纹上 2 寸，两筋之间）。

（5）脾经：三阴交。

2. 指压经络（线）

（1）督脉：用双手拇指并压法。

（2）任脉：用三指头压法。

（3）膀胱经：用双手拇指压法。

（4）腹下线：用五指头压法。

3. 点穴按摩

（1）用拇指端点百会、命门、心俞、肝俞、肾俞穴。

（2）用食指端点气海、关元、中极、内关、三阴交穴。

（3）在下腹部及大腿内侧施摩法和捏法各 5 分钟。

（4）在腰、骶尾部施推法和揉法各约 5 分钟。

九、遗　　精

每月遗精 1~2 次，属正常现象。有的书籍把遗精说得很严重，这样反而引起遗精者精神负担过重，引起的不良后果比遗精本身更严重。每周遗精 2 次以上，对已婚的男子来说，可能属于病态，它往往与前列腺疾病、某些慢性疾病、神经官能症有关。遗精的患者可出现头昏、精神萎靡、腰酸腿软、记忆力下降等症状。

1. 有效穴位（图 133）

（1）膀胱经：心俞、肾俞、膀胱俞。

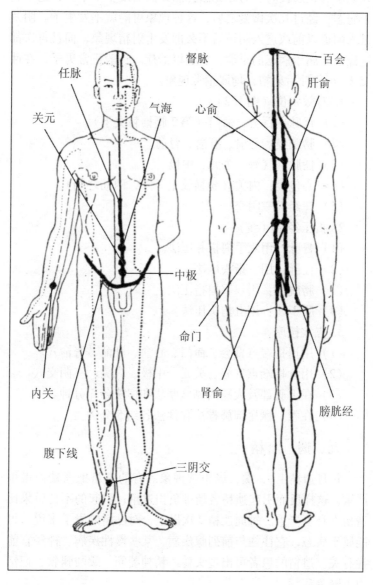

图 132

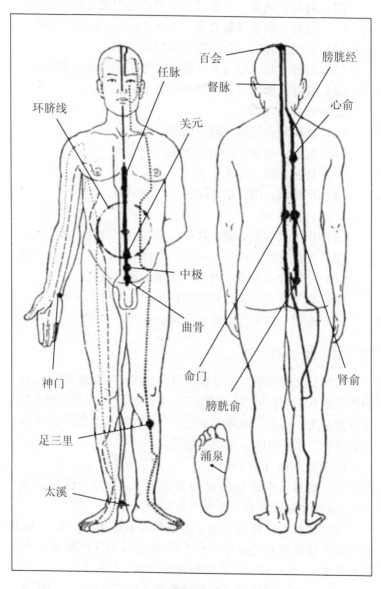

图 133

（2）肾经：涌泉、太溪（内踝高点与跟腱之间凹陷中）。

（3）任脉：曲骨（耻骨联合上缘中点）、关元、中极。

（4）心经：神门（腕横纹尺侧凹陷中）。

（5）胃经：足三里（外膝眼下 3 寸，胫骨外 1 横指）。

（6）督脉：命门（第 2 腰椎棘突下）、百会。

2. 指压经络（线）

（1）膀胱经：用双手拇指压法。

（2）督脉：用双手拇指并压法。

（3）任脉：用三指头压法。

（4）环脐线：用三指头压法。

3. 点穴按摩

（1）用拇指端点心俞、肾俞、膀胱俞、百会、命门穴。

（2）用食指端点曲骨、关元、中极、神门穴。

（3）用屈食指关节点涌泉、太溪、足三里穴。

（4）在下腹及大腿内侧施摩法和捏法各约 5 分钟。

（5）在腰、骶尾部施推法和揉法各约 5 分钟。

十、尿 潴 留

尿潴留又称尿闭，是指膀胱内大量尿液不能随意排出的一种常见症状，中医称为"癃闭"，主要表现为小便点滴而下，或点滴全无，小腹胀满或者不胀，严重时可见头晕、心悸、喘促、浮肿、恶心呕吐、视物模糊等。

1. 有效穴位（图 134）

（1）任脉：中极（肚脐直下 4 寸）、关元（肚脐直下 3 寸）、曲骨（耻骨联合上缘中点处）。

（2）膀胱经：肾俞（第 2 腰椎棘突下旁开 1.5 寸）、膀胱俞（第 2 骶椎棘突下旁开 1.5 寸）、肺俞（第 3 胸椎棘突下旁开 1.5 寸）、三焦俞（第 1 腰椎棘突下旁开 1.5 寸）。

（3）脾经：阴陵泉（胫骨内侧髁下缘凹陷中）、三阴交。

（4）肾经：涌泉（于足底前 1/3 处，足趾跖屈曲时呈凹陷中）、水泉（太溪穴直下 1 寸）、太溪。

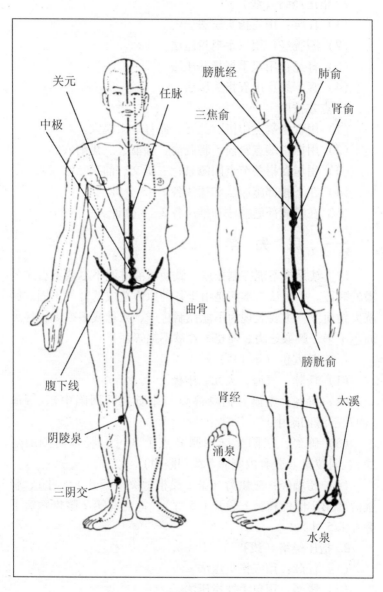

图 134

2. 指压经络（线）

（1）任脉：用三指头压法。

（2）膀胱经：用双手拇指压法。

（3）肾经：用双手拇指并压法。

（4）腹下线：用五指头压法。

3. 点穴按摩

（1）用食指端点中极、关元、曲骨、太溪穴。

（2）用拇指端点肾俞、膀胱俞、肺俞、三焦俞穴。

（3）用屈食指关节点阴陵泉、三阴交、涌泉、水泉穴。

（4）在下腹部施摩法和揉法各2~3分钟。

（5）在腰骶部施擦法和推法各2~3分钟。

十一、尿 失 禁

尿失禁是指不能控制排尿，致使尿液淋漓不尽或不自主外溢的病证。中医认为本病是由于各种原因造成的肾气不固、膀胱失约而致。主要表现为不能控制排尿、尿量或多或少，伴见面色不华、腰酸乏力、便秘、食欲不振等症状。

1. 有效穴位（图135）

（1）任脉：气海、关元、中极。

（2）肾经：太溪（内踝高点与跟腱之间凹陷中）、照海（内踝下缘凹陷中）。

（3）脾经：三阴交（内踝高点上3寸，胫骨内侧面后缘）、阴陵泉（胫骨内侧髁下缘凹陷中）。

（4）膀胱经：三焦俞（第1腰椎棘突下旁开1.5寸）、膀胱俞（第2骶椎棘突下旁开1.5寸）、肾俞（第2腰椎棘突下旁开1.5寸）。

2. 指压经络（线）

（1）任脉：用三指头压法。

（2）肾经：用单手拇指压法。

（3）臀上线：用双手拇指并压法。

（4）腹下线：用双手拇指压法。

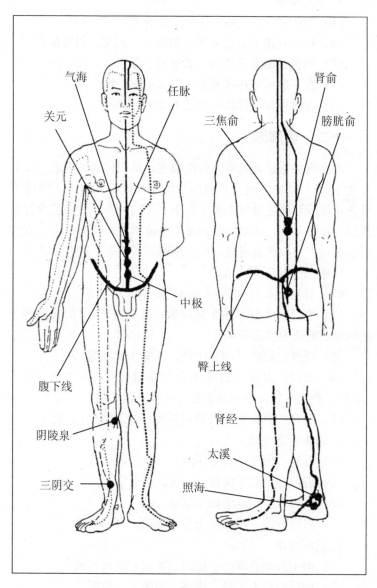

图 135

3. 点穴按摩

（1）用中指端点气海、关元、中极穴。

（2）用屈食指关节点太溪、照海、三阴交、阴陵泉穴。

（3）用拇指端点三焦俞、膀胱俞、肾俞穴。

（4）在下腹部施擦法和推法各 2~3 分钟。

（5）在腰骶部施揉法和摩法各 2~3 分钟。

十二、乳腺增生

乳腺增生是指乳间质的良性增生，是妇科常见病之一，多发生于 25~40 岁之间。其病因与卵巢功能失调有关。临床表现为单侧或双侧乳房发生多个大小不等的肿块，质韧实或有囊性感，境界不清，活动度好，常于经前增大、经后缩小，自觉乳房胀痛，尤以经前明显，经后则减轻或消失，或有溢乳等。

1. 有效穴位（图 136）

（1）肝经：章门（第 11 肋端）、期门。

（2）胃经：乳根（第 5 肋间隙，乳头直下）、膺窗（第 3 肋间隙，前正中线旁开 4 寸）。

（3）任脉：膻中（前正中线，平第 4 肋间隙）。

（4）肾经：太溪（内踝高点与跟腱之间凹陷中）、阴谷（屈膝，腘窝内侧，当半腱肌腱与半膜肌腱之间）。

（5）脾经：阴陵泉（胫骨内侧髁下缘凹陷中）、血海。

2. 指压经络（线）

（1）肝经：用单手拇指压法。

（2）胃经：用双手拇指并压法。

（3）夹脊线：用双手拇指压法。

（4）肩胛旁线：用四指关节排压法。

3. 点穴按摩

（1）用中指端点章门、期门、乳根、膺窗、膻中穴。

（2）用拇指端点太溪、阴谷、阴陵泉、血海穴。

（3）在患乳施摩法和揉法各 2~3 分钟。

（4）在胸背部施推法和拍法各 2~3 分钟。

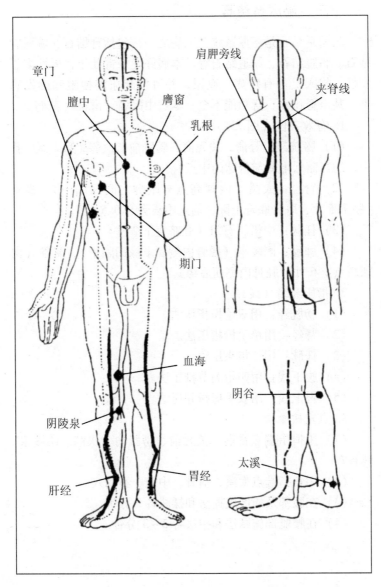

图 136

十三、泌尿系结石

泌尿系结石是泌尿系统常见病之一，包括肾结石、输尿管结石、膀胱结石、尿道结石等。本病好发于青壮年，男性多于女性。临床上可有疼痛、血尿，并可引起尿路梗阻和继发感染，甚至肾积水、肾功能不全。本病中医属"淋证"范畴。

1. 有效穴位（图137）

（1）膀胱经：肾俞、关元俞、膀胱俞、次髎（第2骶后孔中，约当髂后上棘与督脉的中点）。

（2）肾经：太溪（内踝高点与跟腱之间凹陷中）、横骨（脐下5寸，耻骨联合上际，前正中线旁开0.5寸）。

（3）任脉：中极、石门（肚脐直下2寸）。

（4）脾经：阴陵泉（胫骨内侧髁下缘凹陷中）、漏谷（内踝高点上6寸，胫骨内侧面后缘）。

2. 指压经络（线）

（1）膀胱经：用双手拇指压法。

（2）肾经：用单手拇指压法。

（3）任脉：用三指头压法。

（4）腹下线：用四指关节排压法。

（5）臀上线：用双手拇指并压法。

3. 点穴按摩

（1）用拇指端点肾俞、关元俞、膀胱俞、次髎、阴陵泉、漏谷穴。

（2）用食指端点太溪、横骨、中极、石门穴。

（3）在腹部及痛区施捏法和揉法各3分钟。

（4）在腰骶部施摩法和拍法各2～3分钟。

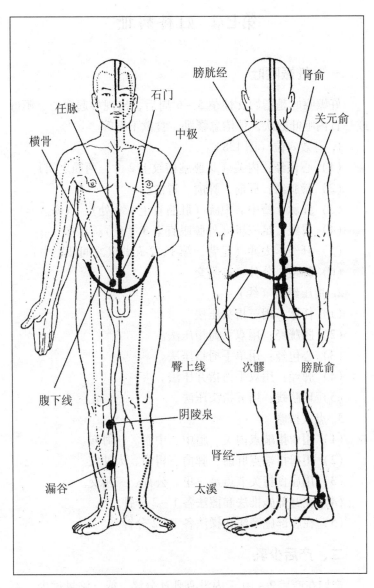

图 137

第七章 妇科病证

一、妊娠呕吐

妊娠呕吐是指妇女怀孕 5~6 周后，出现晨起恶心、呕吐或一日内呕吐数次，伴倦怠喜卧、食欲不振等。

1. 有效穴位（图 138）

（1）心包经：内关（掌侧腕横纹上 2 寸，两筋之间）。

（2）膀胱经：肝俞、脾俞、胃俞。

（3）任脉：膻中、中脘（肚脐直上 4 寸处）、气海。

（4）胃经：足三里（外膝眼直下 3 寸处）。

（5）肝经：太冲（足背，第 1、2 跖骨底之间凹陷中）。

（6）脾经：公孙、三阴交。

2. 指压经络（线）

（1）任脉：用三指头压法。

（2）膀胱经：用双手拇指压法。

（3）心包经：用单手拇指压法。

（4）脾经：用双手拇指并压法。

（5）环脐线：用五指头压法。

3. 点穴按摩

（1）用中指端点内关、膻中、中脘、气海穴。

（2）用拇指端点肝俞、脾俞、胃俞、太冲穴。

（3）用屈食指关节点足三里、公孙、三阴交。

（4）在背部施推法和擦法各 1~2 分钟。

（5）在腹部施摩法和揉法各 1~2 分钟。

二、产后少乳

产妇在产后 2~10 天内没有乳汁分泌，或分泌量过少，不能满足喂哺婴儿需要者称为产后少乳。此证与孕前、孕期乳腺发育较差，或分娩出血过多，或授乳方法不正确有关。本病属

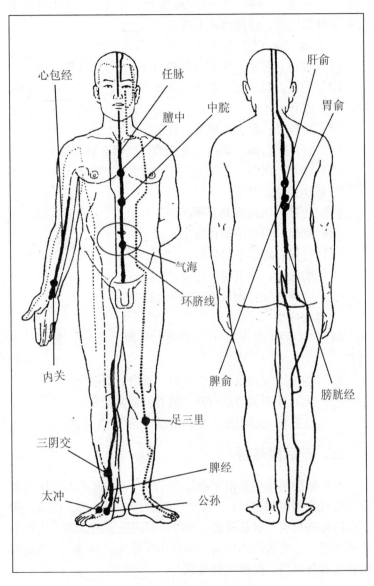

心包经　任脉　膻中　中脘　气海　环脐线　内关　足三里　三阴交　脾经　太冲　公孙

肝俞　胃俞　脾俞　膀胱经

图 138

中医学"缺乳"范畴。其病因病机为气血虚弱，不能化生乳汁；或肝郁气滞，经脉涩滞不通。

1. 有效穴位（图 139）

（1）任脉：膻中、关元（肚脐直下 3 寸）、气海。

（2）胃经：足三里、乳中（乳头中央）、乳根（第 5 肋间隙，乳头直下）。

（3）膀胱经：肝俞、脾俞、胃俞。

（4）肝经：行间、期门（乳头直下，第 6 肋间隙）。

（5）脾经：漏谷（三阴交穴上 3 寸）、三阴交。

2. 指压经络（线）

（1）任脉：用四指关节排压法。

（2）脾经：用单手拇指压法。

（3）胃经：用双手拇指压法。

（4）肋缘线：用五指头压法。

（5）肩胛旁线：用双手拇指并压法。

3. 点穴按摩

（1）用中指端点膻中、关元、气海、乳中、乳根、期门穴。

（2）用拇指端点足三里、肝俞、脾俞、胃俞穴。

（3）用屈食指关节点行间、漏谷、三阴交穴。

（4）在乳房及周围施摩法和掌揉法各 2～3 分钟。

三、产后尿潴留

产后尿潴留主要是由于第二产程滞产，胎儿产出时压迫膀胱及骨盆底的时间过长，产生暂时性神经支配障碍，以及会阴切口的疼痛反射、膀胱尿道口水肿等原因造成的。临床症状为小便不通、小腹胀满而疼痛。本病中医称为"癃闭"。其病因病机为膀胱损伤，膀胱气化失职。

1. 有效穴位（图 140）

（1）任脉：气海、中极、关元（肚脐直下 3 寸）

（2）膀胱经：次髎、关元俞（第 5 腰椎棘突下旁开 1.5 寸）、

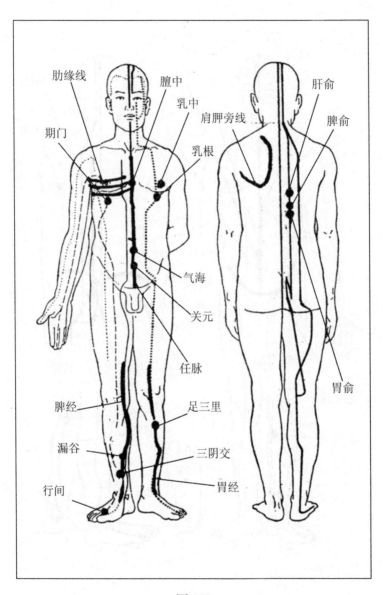

图 139

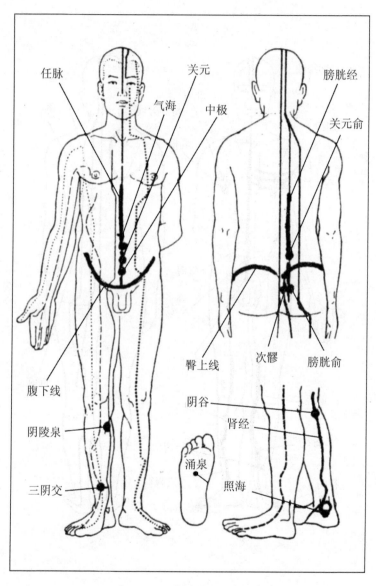

图 140

膀胱俞（第2骶椎棘突下，旁开1.5寸）。

（3）脾经：阴陵泉、三阴交（内踝上3寸，胫骨后缘）。

（4）肾经：涌泉、照海（内踝下缘凹陷中）、阴谷（屈膝，腘窝内侧，当半腱肌与半膜肌之间）。

2. 指压经络（线）

（1）任脉：用三指头压法。

（2）膀胱经：用双手拇指压法。

（3）肾经：用单手拇指压法。

（4）腹下线：用五指头压法。

（5）臀上线：用双手拇指并压法。

3. 点穴按摩

（1）用中指端点气海、中极、关元穴。

（2）用拇指端点次髎、关元俞、膀胱俞、阴陵泉穴。

（3）用屈食指关节点三阴交、涌泉、照海、阴谷穴。

（4）在下腹部施摩法和掌揉法各2~3分钟。

（5）在腰骶部施推法和揉法各2~3分钟。

四、产后子宫收缩痛

产后子宫收缩痛，属于生理性质。妊娠期子宫呈高度扩张，产后恢复原来状态，这种较强的收缩会产生下腹疼痛，多数在1周左右逐渐消失。如果超过1周疼痛仍然明显且伴随恶露增加，则属病态。本病属中医学"产后腹痛"范畴。其病因病机为产后血虚、寒邪凝滞、气滞血瘀。

1. 有效穴位（图141）

（1）膀胱经：肾俞、膈俞（第7胸椎棘突下旁开1.5寸）。

（2）任脉：气海、关元、中极（肚脐直下4寸）。

（3）脾经：三阴交、血海（髌骨内上方2寸）。

（4）胃经：大巨（脐下2寸，旁开2寸）、足三里。

（5）肝经：中都（内踝上7寸，胫骨内侧面的中央）、行间（足背，第1、2趾间的缝纹端）。

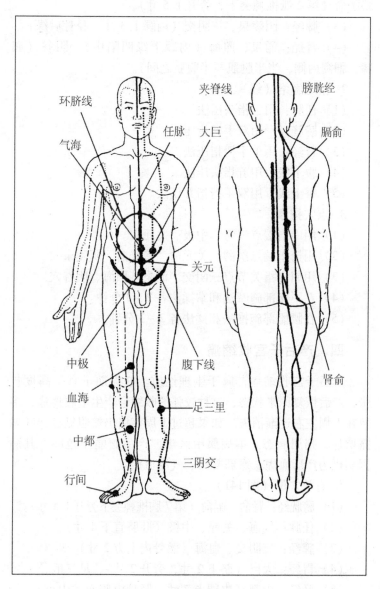

图 141

2. 指压经络（线）

（1）膀胱经：用双手拇指压法。

（2）任脉：用三指头压法。

（3）夹脊线：用四指关节排压法。

（4）环脐线：用五指头压法。

（5）腹下线：用双手拇指并压法。

3. 点穴按摩

（1）用食指端点气海、关元、中极、行间穴。

（2）用拇指端点肾俞、膈俞、大巨、足三里。

（3）用屈食指关节点三阴交、血海、中都穴。

（4）在痛点及周围施摩法和揉法各2～3分钟。

五、痛　　经

凡妇女在行经前后或正值行经期，小腹及腰腹疼痛，甚至难以忍受，以致影响工作和日常生活并需要治疗者，称为痛经。痛经分原发性和继发性两种，属中医学"经行腹痛"范畴。其病因病机为寒凝血瘀，气机不畅，胞络阻滞，或气血两虚，胞脉失养。

1. 有效穴位（图142）

（1）膀胱经：肾俞、次髎（第2骶后孔中）。

（2）任脉：气海、关元、中极（肚脐直下4寸）。

（3）脾经：三阴交、血海（髌骨内上方2寸）。

（4）胃经：归来（脐下4寸，旁开2寸）、足三里（外膝眼下3寸，胫骨前嵴外1横指处）。

（5）肝经：中都（内踝上7寸，胫骨内侧面的中央）、太冲（足背，第1、2跖骨底之间凹陷中）。

2. 指压经络（线）

（1）任脉：用三指头压法。

（2）膀胱经：用双手拇指压法。

（3）夹脊线：用四指关节排压法。

（4）环脐线：用五指头压法。

（5）臀上线：用双手拇指并压法。

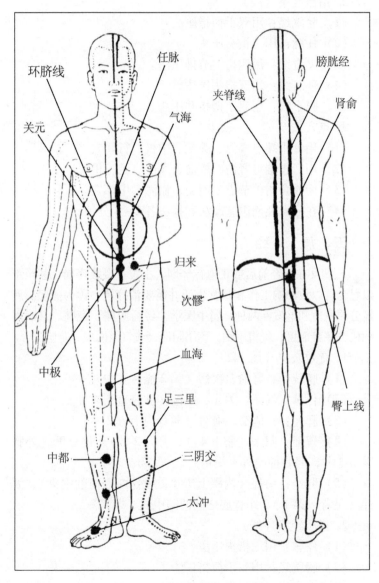

图 142

3. 点穴按摩

（1）用拇指端点肾俞、次髎、血海、归来穴。

（2）用中指端点气海、关元、中极、太冲穴。

（3）用屈食指关节点三阴交、足三里、中都穴。

六、月经不调

月经不调是指月经的周期、量、色、质发生异常改变的一种常见妇科疾病。表现为经行先后无定期，月经不按周期来潮，或先或后；或月经周期基本正常，而持续时间超过正常范围；或经量较多（为月经过多）；或经量过少，甚或点滴即净（为月经过少）。

1. 有效穴位（图143）

（1）膀胱经：脾俞、肝俞、膈俞、肾俞。

（2）任脉：气海、关元、中极。

（3）脾经：血海、三阴交、地机（阴陵泉穴下3寸）。

（4）肝经：行间（足背，第1、2趾间的缝纹端）、阴廉（曲骨穴旁开2寸，直下2寸）。

（5）胃经：归来（脐下4寸，旁开2寸）、足三里。

2. 指压经络（线）

（1）任脉：用三指头压法。

（2）脾经：用单手拇指压法。

（3）膀胱经：用双手拇指压法。

（4）环脐线：用五指头压法。

（5）腹下线：用四指关节排压法。

3. 点穴按摩

（1）用食指端点气海、关元、中极、归来、行间穴。

（2）用拇指端点脾俞、肝俞、膈俞、肾俞、血海穴。

（3）用屈食指关节点三阴交、地机、阴廉、足三里穴。

（4）在腹部施摩法和擦法各2~3分钟。

（5）在腰骶部施擦法和推法各2~3分钟。

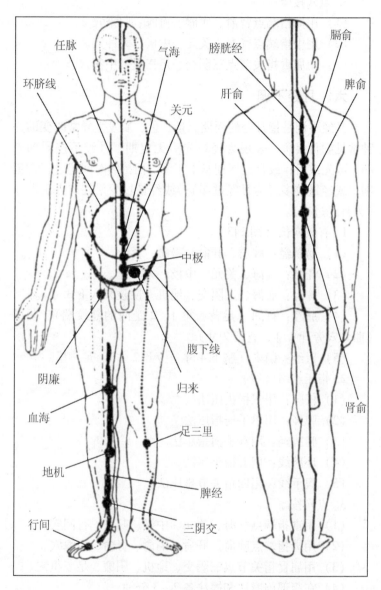

图 143

七、慢性盆腔炎

慢性盆腔炎是由慢性炎症形成的盆腔内疤痕、粘连、充血，可表现为下腹坠胀、疼痛，腰骶部酸痛，有时伴有肛门坠胀不适。部分患者有全身症状，如低热、易于疲劳、精神不振、周身不适、失眠等。其病因病机为情志不畅、劳倦内伤及外感邪毒，导致气血瘀滞、湿热壅积。

1. 有效穴位（图 144）

（1）任脉：气海、关元、中极。

（2）脾经：三阴交、阴陵泉（胫骨内侧髁下凹陷中）。

（3）督脉：大椎、腰阳关（第 4 腰椎棘突下）。

（4）胃经：水道（脐下 3 寸，旁开 2 寸）、下巨虚（足三里穴下 6 寸）。

（5）大肠经：合谷、曲池。

2. 指压经络（线）

（1）任脉：用三指头压法。

（2）脾经：用单手拇指压法。

（3）环脐线：用五指头压法。

（4）腹下线：用四指关节排压法。

（5）臀上线：用双手拇指压法。

3. 点穴按摩

（1）用中指端点气海、关元、中极、水道穴。

（2）用拇指端点下巨虚、合谷、曲池、阴陵泉穴。

（3）用食指端点三阴交、大椎、腰阳关穴。

（4）在下腹部施摩法和揉法各 2 ~ 3 分钟。

（5）在腰骶部施推法 2 ~ 3 分钟。

八、子宫脱垂

子宫脱垂指子宫从正常位置沿阴道下移，子宫颈外口达坐骨棘水平以下。临床表现为有肿物自阴道脱出，轻度者经休息后自行回纳，重度者不能自行复位而须经手还纳。可伴小腹、

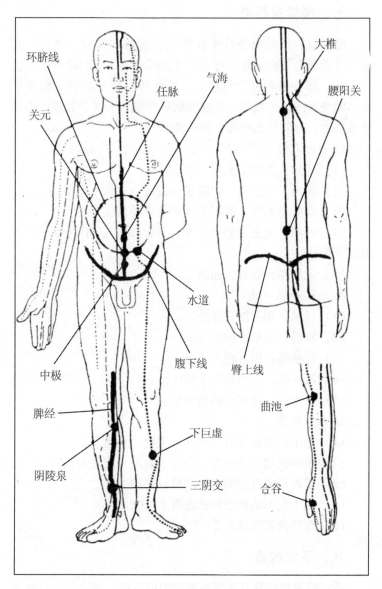

图 144

阴道、会阴部下坠感，腰背酸痛。中医称之为"阴挺"，病因病机为气虚下陷与肾虚不固致胞络损伤，不能提摄子宫。

1. 有效穴位（图 145）

（1）膀胱经：肺俞、肝俞、脾俞、肾俞。

（2）任脉：中极、关元、气海（肚脐直下 1.5 寸）。

（3）督脉：大椎、身柱、筋缩（第 9 胸椎棘突下）、百会（两耳尖直上，头顶正中）。

（4）脾经：三阴交（内踝上 3 寸，胫骨内侧面后缘）、冲门（曲骨穴旁开 3.5 寸）。

（5）胃经：归来（脐下 4 寸，旁开 2 寸）、足三里。

2. 指压经络（线）

（1）膀胱经：用双手拇指压法。

（2）任脉：用三指头压法。

（3）督脉：用双手拇指并压法。

（4）腹下线：用五指头压法。

（5）臀上线：用四指关节排压法。

3. 点穴按摩

（1）用拇指端点肺俞、肝俞、脾俞、肾俞、足三里穴。

（2）用食指端点中极、关元、气海、归来、冲门穴。

（3）用屈食指关节点大椎、身柱、筋缩、三阴交、百会穴。

（4）在下腹和腰骶部施摩法和擦法各 2~3 分钟。

九、更年期综合征

更年期综合征是指女性从中年过渡到老年阶段（45~55岁），体内代谢机能减退，内分泌功能失调和植物神经功能紊乱的一组症状。临床表现有阵发性面部潮热、自汗、心悸、抑郁、易激动、眩晕、血压异常、月经紊乱等。肾阴虚或肾阳虚是其发病原因。

1. 有效穴位（图 146）

（1）膀胱经：心俞、肝俞、脾俞、肾俞。

（2）任脉：中脘、气海、膻中。

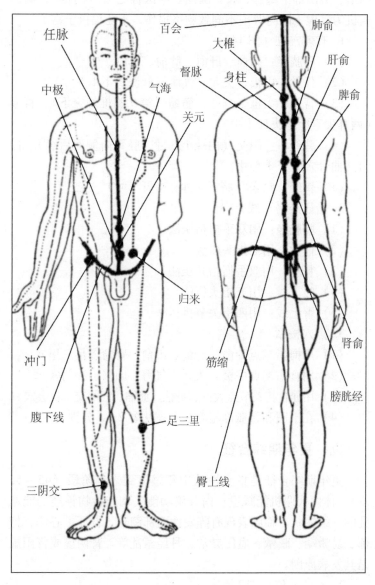

图 145

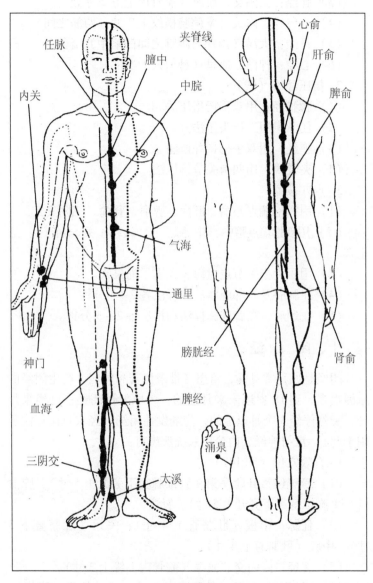

图 146

（3）脾经：三阴交、血海（髌骨内上方2寸处）。

（4）心包经：内关（掌侧腕横纹上2寸，两筋之间）。

（5）肾经：太溪（内踝与跟腱之间凹陷中）、涌泉。

（6）心经：神门、通里（神门穴上1寸）。

2. 指压经络（线）

（1）膀胱经：用双手拇指压法。

（2）任脉：用三指头压法。

（3）脾经：用双手拇指并压法。

（4）夹脊线：用四指关节排压法。

3. 点穴按摩

（1）用拇指端点心俞、肝俞、脾俞、肾俞、三阴交穴。

（2）用食指端点膻中、中脘、气海、内关、神门、通里穴。

（3）用屈食指关节点血海、太溪、涌泉穴。

（4）在胸胁及腹部施摩法和揉法各2~3分钟。

（5）在颈肩及腰背部施捏法和推法各2~3分钟。

十、闭　经

闭经是妇科常见病，给患者带来痛苦和烦恼。产生闭经的原因很多，到18岁还未来月经的，为原发性闭经；已经来月经，突然停经3个月以上的，为继发性闭经（经穴点压疗法适用于此），常与神经、内分泌系统疾患有关。

1. 有效穴位（图147）

（1）膀胱经：肝俞（第9胸椎棘突下旁开1.5寸）、脾俞（第11胸椎棘突下旁开1.5寸）、肾俞。

（2）任脉：中极（肚脐直下4寸）、关元（肚脐直下3寸）、中脘（肚脐直上4寸）。

（3）脾经：三阴交、血海（髌骨内上缘上2寸）。

（4）胃经：足三里（外膝眼下3寸，胫骨外缘1横指）、归来（脐下4寸，前正中线旁开2寸）、天枢（脐旁2寸）。

（5）肝经：太冲（足背，第1、2跖骨结合部前凹陷中）、

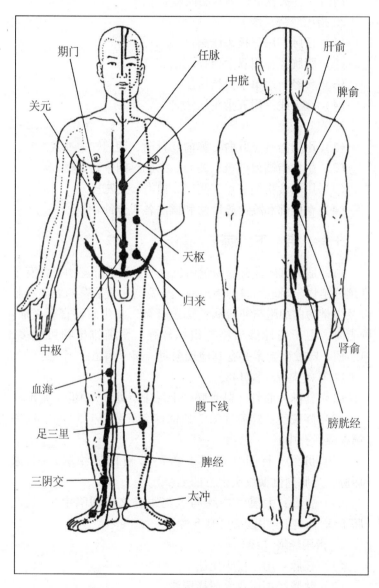

期门
任脉
中脘
肝俞
脾俞
关元
天枢
归来
中极
腹下线
肾俞
血海
膀胱经
足三里
脾经
三阴交
太冲

图 147

期门（乳头直下，第 6 肋间隙）。

2. 指压经络（线）

（1）任脉：用三指头压法。

（2）膀胱经：用双手拇指压法。

（3）脾经：用单手拇指压法。

（4）腹下线：用五指头压法。

3. 点穴按摩

（1）用拇指端点肝俞、脾俞、肾俞、期门、太冲穴。

（2）用食指端点中极、关元、中脘、归来、天枢穴。

（3）用屈食指关节点三阴交、血海、足三里穴。

（4）在腹部和腰部施摩法和揉法各 3 分钟。

十一、带 下 病

白带是阴道内常有的少量白色透明无臭的分泌物，含有子宫颈分泌物、阴道黏膜的渗出液、子宫与阴道脱落的表皮细胞以及少量的白细胞与非致病性阴道杆菌，在生殖器官有炎症、肿瘤时，由于炎性渗出物与组织坏死，阴道排出物可增多，色、质、味发生异常并有其他现象时，属于病态。

1. 有效穴位（图 148）

（1）任脉：曲骨（耻骨联合上缘中点处）、中极、关元。

（2）膀胱经：肾俞（第 2 腰椎棘突下旁开 1.5 寸）、次髎（第 2 骶后孔中）。

（3）肝经：行间（足背，第 1、2 趾间缝纹端）、曲泉（屈膝，当膝内侧横纹头上方凹陷中）。

（4）肾经：太溪（内踝高点与跟腱之间凹陷中）、气穴（脐下 3 寸，前正中线旁开 0.5 寸）。

2. 指压经络（线）

（1）任脉：用三指头压法

（2）膀胱经：用双手拇指压法。

（3）环脐线：用五指头压法。

（4）腹下线：用双手拇指并压法。

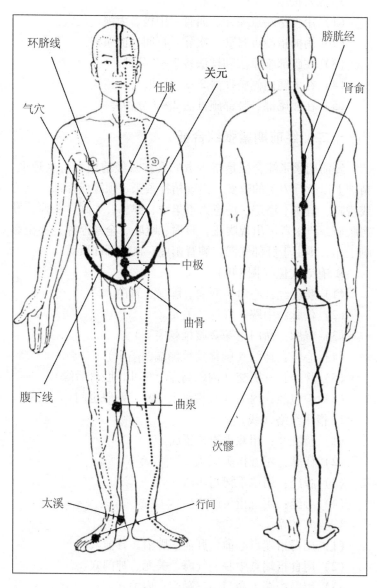

图 148

3. 点穴按摩

（1）用食指端点关元、曲骨、中极、太溪、气穴。

（2）用拇指端点肾俞、次髎、行间、曲泉穴。

（3）在腹部施摩法和揉法各 2 ~ 3 分钟。

（4）在大腿内侧施捏法 2 ~ 3 分钟。

（5）在骶尾部、腰部施推法 2 ~ 3 分钟。

十二、经前期紧张综合征

经前期紧张综合征是指少数妇女在月经前期伴有生理上、精神上以及行为上的改变，出现精神紧张、烦躁或抑郁、乏力或嗜睡、情绪不稳定、注意力不集中、健忘、失眠、头痛、乳房胀痛，严重者可出现腹胀、腹泻、呕吐、全身浮肿，甚至影响工作。多由于肝郁气滞，脾肾阳虚，血虚肝旺所致。

1. 有效穴位（图 149）

（1）膀胱经：心俞、肝俞、脾俞、肾俞。

（2）任脉：中脘、气海、关元。

（3）督脉：命门（第 2 腰椎棘突下）。

（4）心经：神门（腕横纹尺侧端凹陷中）。

（5）脾经：三阴交（内踝高点上 3 寸，胫骨后缘）。

（6）心包经：内关（腕横纹上 2 寸，两肌腱间）。

2. 指压经络（线）

（1）膀胱经：用双手拇指压法。

（2）任脉：用五指头压法。

（3）脾经：用单手拇指压法。

（4）心经：用三指头压法。

3. 点穴按摩

（1）用拇指端点心俞、肝俞、脾俞、肾俞穴。

（2）用食指端点中脘、气海、关元、神门穴。

（3）用中指端点命门、三阴交、内关穴。

（4）在头颈部施捏法和揉法各 2 ~ 3 分钟。

（5）在胸腹部施摩法和推法各 2 ~ 3 分钟。

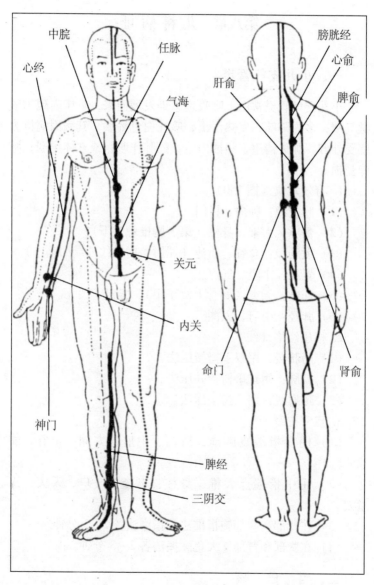

图 149

第八章 儿科病证

一、小儿支气管炎

小儿支气管炎常由上呼吸道感染发展而来，临床表现为咳嗽气喘，多为阵咳，发热汗出，咳吐白色稀痰。其病因病机为感受外邪，肺失清肃，痰浊内生，贮肺作咳；或素体虚弱，肺脾受损。

1. 有效穴位（图150）

（1）膀胱经：肺俞、风门。

（2）督脉：大椎、身柱（第3胸椎棘突下）。

（3）大肠经：合谷、曲池（屈肘，肘横纹外端凹陷中）。

（4）胃经：丰隆、气户。

（5）任脉：天突（胸骨上窝正中）、玉堂、关元。

（6）肺经：中府、太渊。

2. 指压经络（线）

（1）膀胱经：用双手拇指压法。

（2）督脉：用双手拇指并压法。

（3）颈肩线：用三指头压法。

3. 点穴按摩

（1）用食指端点肺俞、风门、中府、太渊、合谷、曲池穴。

（2）用中指端点大椎、身柱、丰隆、气户、天突、玉堂穴。

（3）在背部和胸部施指推法和指摩法各2~3分钟。

（4）在胸部和背部施大鱼际擦法各2~3分钟。

二、百 日 咳

百日咳是一种呼吸道传染病，好发于冬春季节，5岁以下的幼儿易于感染，年龄越小，得病后病情往往越重。临床上以

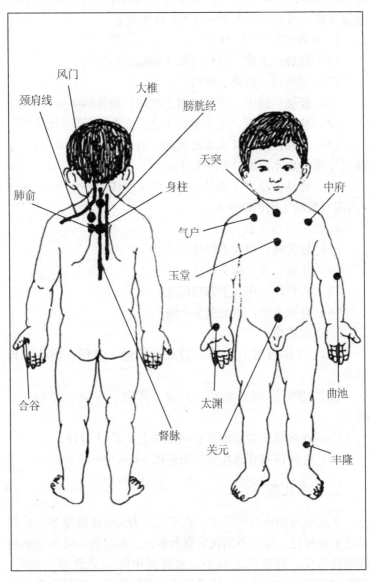

图 150

阵发性痉挛性咳嗽、经常伴有深长的鸡鸣样吸气声为其特征。反复发作，可持续至 3 个月以上，故得此名。

1. 有效穴位（图 151）

（1）督脉：大椎、身柱（第 3 胸椎棘突下）。

（2）膀胱经：肺俞、风门。

（3）任脉：膻中、璇玑（前正中线，胸骨柄中央）。

（4）肺经：鱼际（第 1 掌骨中点，赤白肉际）、尺泽。

（5）胃经：屋翳（第 2 肋间隙，前正中线旁开 4 寸）、丰隆（外踝上 8 寸，条口穴外 1 寸）。

（6）肾经：俞府（锁骨下缘，前正中线旁开 2 寸）、太溪（内踝与跟腱之间凹陷中）。

2. 指压经络（线）

（1）膀胱经：用双手拇指压法。

（2）任脉：用三指头压法。

（3）夹脊线：用双手拇指压法。

（4）肩胛旁线：用五指头压法。

3. 点穴按摩

（1）用食指端点大椎、身柱、肺俞、风门、膻中、璇玑穴。

（2）用中指端点鱼际、尺泽、屋翳、丰隆、俞府、太溪穴。

（3）在胸部和背部施指推和指摩法各 2～3 分钟。

（4）在胸部和背部用轻拍法各拍 100～200 下。

三、小儿腹泻

小儿腹泻四季均可发生，临床主证为大便次数增多，排便稀薄呈黄绿色，带有不消化乳食及黏液。本篇治法适宜于单纯性消化不良，即腹泻之轻型。本病属中医学"泄泻"范畴。其病因病机为内伤乳食、感受外邪、脾胃虚弱、脾肾阳虚而致脾胃运化失司。

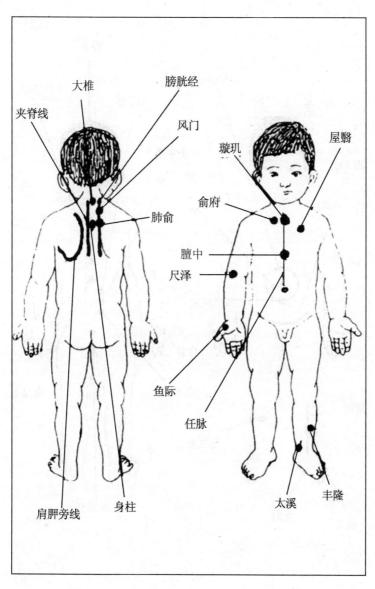

图 151

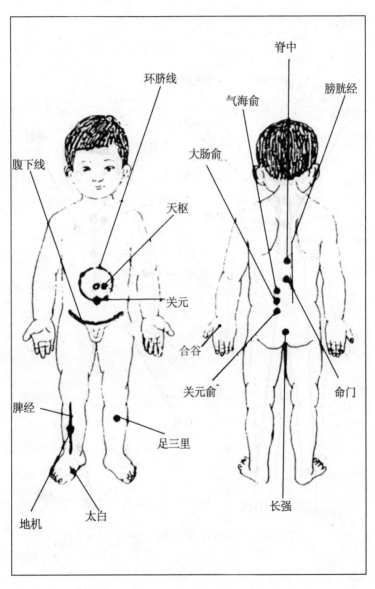

图 152

1. 有效穴位（图 152）

（1）膀胱经：大肠俞、关元俞、气海俞。

（2）胃经：足三里、天枢（肚脐旁开 2 寸）。

（3）任脉：关元。

（4）脾经：太白（第 1 跖骨小头后缘，赤白肉际）、地机（阴陵泉穴下 3 寸）。

（5）大肠经：合谷。

（6）督脉：长强（尾骨尖下 0.5 寸）、命门（第 2 腰椎棘突下）、脊中（第 11 胸椎棘突下）。

2. 指压经络（线）

（1）膀胱经：用双手拇指压法。

（2）脾经：用单手拇指压法。

（3）环脐线：用五指头压法。

（4）腹下线：用三指头压法。

3. 点穴按摩

（1）用拇指端点大肠俞、关元俞、气海俞、足三里穴。

（2）用食指端点天枢、关元、太白、地机穴。

（3）用中指端点合谷、长强、命门、脊中穴。

（4）在腹部施逆时针摩法、揉法各 2~3 分钟。

四、小儿厌食症

小儿厌食症是指小儿较长时期食欲不振、见食不贪甚至拒食的一种病证。以 1~6 岁小儿为多见。厌食患儿一般精神状态较正常，病程长者，虽然可出现面色少华、形体消瘦等症状，但与疳证之虚弱羸瘦、面色发枯有所区别。其病因病机为肠胃脆弱，饮食不节，损伤肠胃。

1. 有效穴位（图 153）

（1）膀胱经：脾俞、胃俞、三焦俞。

（2）胃经：足三里、天枢、梁门（脐上 4 寸，旁开 2 寸）。

（3）脾经：大横（脐中旁开 4 寸）、三阴交（内踝上 3 寸，胫骨内侧面后缘）、大都（拇趾内侧，第 1 跖趾关节前缘，赤白肉际）。

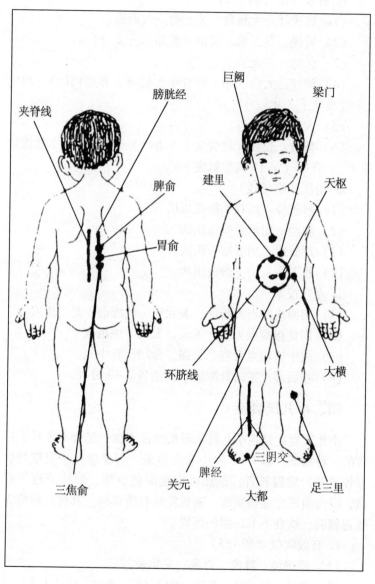

夹脊线　膀胱经　巨阙　梁门　建里　天枢　脾俞　胃俞　环脐线　大横　三焦俞　关元　脾经　三阴交　大都　足三里

图 153

（4）任脉：建里（肚脐直上3寸）、巨阙（肚脐直上6寸）、关元（肚脐直下3寸）。

2. 指压经络（线）

（1）膀胱经：用双手拇指压法。

（2）脾经：用单手拇指压法。

（3）夹脊线：用双手拇指并压法。

（4）环脐线：用三指头压法。

3. 点穴按摩

（1）用拇指端点脾俞、胃俞、三焦俞、足三里穴。

（2）用食指端点天枢、梁门、大横、三阴交。

（3）用中食指端点大都、建里、巨阙、关元穴。

（4）在背部施指推法，在腹部施摩法各2~3分钟。

五、小儿遗尿

遗尿是指3岁以上小儿在睡眠中小便自遗、醒后方知的一种疾病，又称尿床。多见于3~12岁的儿童。系因大脑皮质或皮质下中枢功能失调，引起功能性遗尿。其原因与精神因素有关，如突然受惊、过度疲劳、调换新环境等，多见于兴奋、过于敏感的儿童。

1. 有效穴位（图154）

（1）任脉：关元、气海、中极（肚脐直下4寸）。

（2）膀胱经：肺俞、脾俞、肾俞、心俞。

（3）脾经：阴陵泉、三阴交（内踝上3寸，胫骨后缘）。

（4）肾经：太溪（内踝与跟腱之间凹陷中）、横骨（脐下5寸，旁开0.5寸）。

（5）心包：神门、通里（神门穴上1寸）。

（6）心包经：内关（腕横纹上2寸，两肌腱之间）。

2. 指压经络（线）

（1）任脉：用三指头压法。

（2）膀胱经：用双手拇指压法。

（3）夹脊线：用双手拇指并压法

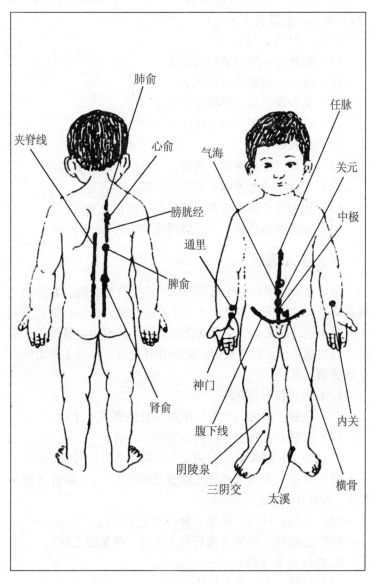

图 154

（4）腹下线：用五指头压法。

3. 点穴按摩

（1）用食指端点关元、气海、中极、内关穴。

（2）用拇指端点肺俞、脾俞、肾俞、心俞穴。

（3）用中指端点太溪、横骨、神门、通里穴。

（4）在腹部施揉法和摩法各2~3分钟。

（5）在腰骶部施推法和擦法各2~3分钟。

六、小儿疝气

小儿疝气，主要包括腹股沟疝和脐疝。其临床表现，腹股沟疝为一侧阴囊坠胀，连及少腹，有囊状肿物隆起，活动或啼哭时坠下，休息时自动回缩，睾丸如常；脐疝为小儿啼哭或排便时脐部凸突。

1. 有效穴位（图155）

（1）膀胱经：肺俞、脾俞、大肠俞（第4腰椎棘突下旁开1.5寸）、次髎（第2骶后孔中）。

（2）任脉：气海、关元、中极（肚脐直下4寸）。

（3）胃经：足三里、天枢（肚脐旁开2寸）。

（4）脾经：三阴交（内踝上3寸，胫骨内侧面后缘）、冲门（肚脐直下5寸，旁开3.5寸）。

（5）督脉：脊中（第11胸椎棘突下）、百会。

2. 指压经络（线）

（1）膀胱经：用双手拇指压法。

（2）任脉：用三指头压法。

（3）督脉：用双手拇指并压法。

（4）环脐线：用五指头压法。

（5）腹下线：用三指头压法。

3. 点穴按摩

（1）用拇指端点肺俞、脾俞、大肠俞、次髎、足三里穴，

（2）用食指端点气海、关元、中极、天枢穴。

（3）用中指端点三阴交、冲门、脊中、百会穴。

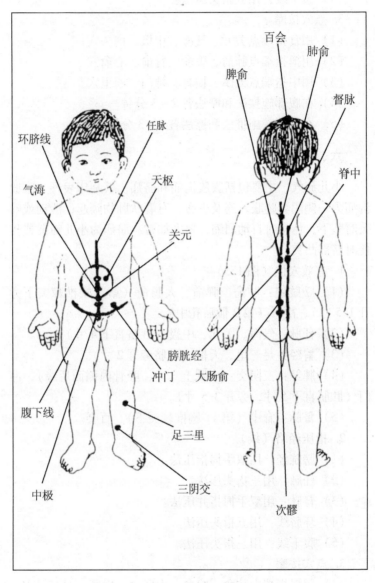

图 155

（4）在下腹部施指摩法和指揉法各 2~3 分钟。

（5）在腰骶尾部施擦法和推法各 1~2 分钟。

七、小儿惊风

惊风又称惊厥、抽风，是小儿时期较常见的中枢神经系统急重症状。发病时表现为全身或局部肌肉强直性或痉挛性抽搐发作、眼球上翻或固定、意识丧失、呼吸不规则而浅弱，严重者可出现紫绀和大小便失禁。

1. 有效穴位（图 156）

（1）督脉：人中、百会（耳尖直上，头顶正中）。

（2）大肠经：合谷（手背，第 1、2 掌骨之间，约平第 2 掌骨中点处）、曲池。

（3）胆经：风池（胸锁乳突肌与斜方肌之间凹陷中，平风府穴处）、肩井（大椎穴与肩峰连线的中点）。

（4）胃经：天枢（脐旁 2 寸）、足三里。

（5）膀胱经：心俞（第 5 胸椎棘突下旁开 1.5 寸）、肝俞（第 9 胸椎棘突下旁开 1.5 寸）、委中（腘窝横纹中央）。

2. 指压经络（线）

（1）督脉：用双手拇指并压法。

（2）任脉：用三指头压法。

（3）膀胱经：用双手拇指压法。

（4）夹脊线：用单手拇指压法。

3. 点穴按摩

（1）用食指端点人中、百会、合谷、曲池穴。

（2）用中指端点风池、肩井、足三里穴。

（3）用拇指端点天枢、心俞、肝俞、委中穴。

（4）在颈背部施推法和擦法各 1~2 分钟。

（5）在胸腹部施摩法和揉法各 1~2 分钟。

八、小儿肌性斜颈

小儿肌性斜颈是指一侧胸锁乳突肌纤维挛缩变性而导致的

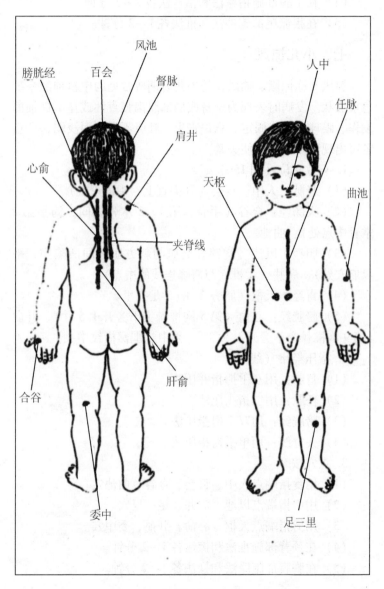

图 156

颈项歪斜。此病是由于胎位不正、胎儿期发育异常、产伤等原因，使胸锁乳突肌前缘动脉管腔栓塞不通，阻碍了血液供应，引起缺血性改变，或有血肿存在，致患侧胸锁乳突肌纤维增生、变性。

1. 有效穴位（图157）

（1）督脉：大椎、风府（后发际正中直上1寸）。

（2）胆经：风池、肩井（大椎穴与肩峰连线的中点）。

（3）大肠经：曲池、合谷。

（4）小肠经：后溪。

（5）膀胱经：大杼（第1胸椎棘突下旁开1.5寸）、天柱（后发际正中直上0.5寸，旁开1.3寸）。

（6）经外：阿是穴（患部痛点）。

2. 指压经络（线）

（1）督脉：用双手拇指并压法。

（2）膀胱经：用双手拇指压法。

（3）胆经：用单手拇指压法。

（4）颈肩线：用三指头压法。

3. 点穴按摩

（1）用食指端点大椎、风府、风池、肩井、后溪穴。

（2）用中指端点合谷、曲池、大杼、天柱穴。

（3）用拇指推和揉阿是穴各1~2分钟。

（4）在颈肩部施捏法2~3分钟。

（5）在颈肩部、上背部施摩法各2~3分钟。

九、小儿麻痹后遗症

小儿麻痹后遗症是一种脊髓灰质类病毒经消化道传染而引起的急性神经系统传染病。本病属中医学"软脚瘟"、"痿证"范畴。其特点为发热，伴有脾胃和肺部症状；热退之后出现肢体痿软，肌肉弛缓和萎缩；后期则出现大筋软短、小筋弛长、骨骼畸形。

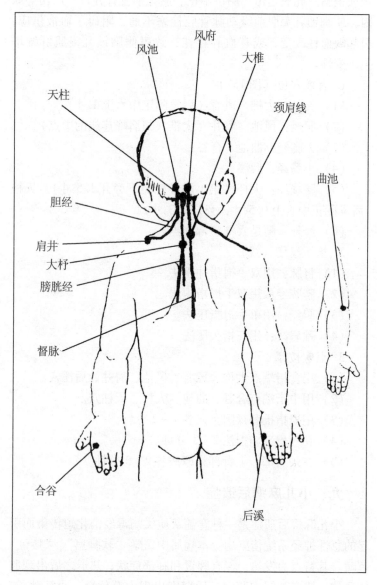

图 157

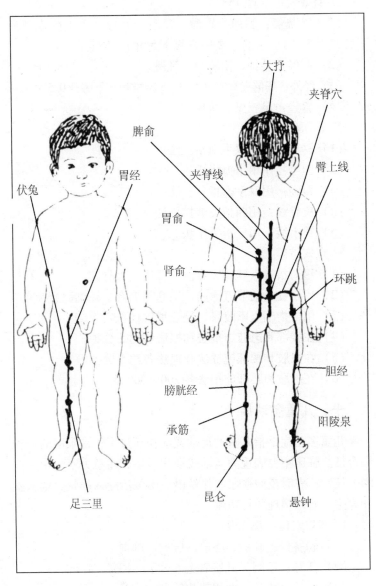

图 158

1. 有效穴位（图 158）

（1）膀胱经：脾俞、胃俞、肾俞、大杼（第 1 胸椎棘突下旁开 1.5 寸）、承筋（委中穴直下 5 寸）、昆仑。

（2）胆经：悬钟、阳陵泉、环跳。

（3）经外：华佗夹脊穴（第 3~5 腰椎棘突下旁开 0.5 寸）。

（4）胃经：足三里、伏兔。

2. 指压经络（线）

（1）膀胱经：用双手拇指压法。

（2）胆经：用单手拇指压法。

（3）胃经：用双手拇指并压法。

（4）夹脊线：用四指关节排压法。

（5）臀上线：用三指头压法。

3. 点穴按摩

（1）用拇指端点脾俞、胃俞、肾俞、大杼穴。

（2）用屈食指关节点承筋、昆仑、夹脊、环跳、悬钟穴。

（3）用中指端点阳陵泉、足三里、伏兔穴。

（4）在腰部和患肢施推法和擦法各约 5 分钟。

（5）在患肢和腰部施揉法和捏法各约 5 分钟。

（6）在患肢和腰部施拍法各 200~300 次。

十、儿童多动症

儿童多动症是指儿童的运动或动作超过了正常限度的一种综合征。临床主要表现为运动或动作过多，注意力不集中，烦躁、任性，有时夜间遗尿或伴秽语。中医治疗以补骨、健脑安神为主，兼以调理肠胃功能。

1. 有效穴位（图 159）

（1）膀胱经：肺俞、心俞、肝俞、脾俞。

（2）任脉：巨阙（肚脐直上 6 寸）、中脘、关元。

（3）经外：印堂（两眉头连线的中点）、太阳。

（4）心经：通里（腕横纹上 1 寸，尺侧腕屈肌腱的桡侧）。

（5）大肠经：合谷、手三里（在阳溪穴与曲池穴连线上，

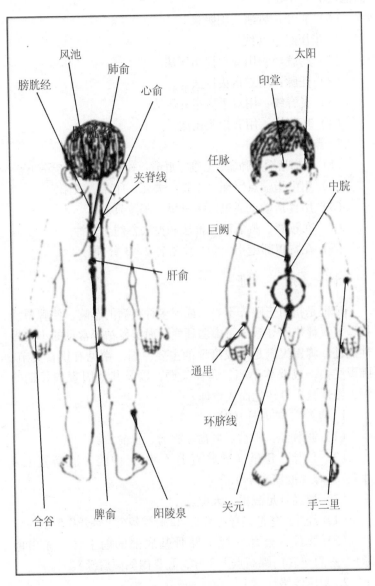

图 159

曲池穴下 2 寸处）。

（6）胆经：风池、阳陵泉。

2. 指压经络（线）

（1）膀胱经：用双手拇指压法。

（2）任脉：用三指头压法。

（3）夹脊线：用双手拇指并压法。

（4）环脐线：用五指头压法。

3. 点穴按摩

（1）用拇指端点肺俞、心俞、肝俞、脾俞、风池、合谷穴。

（2）用中指端点巨阙、中脘、关元、印堂、太阳穴。

（3）用食指端点通里、手三里、阳陵泉穴。

（4）在颈背、腰骶部施推法和捏法各约 5 分钟。

（5）在胸腹部施指摩和掌摩法各 2～3 分钟。

十一、疳　　证

疳证是指由于喂养不当，或因多种疾病的影响，使脾胃受损、气液耗伤而导致全身虚弱羸瘦、面黄发枯等常见的小儿慢性病证。脾胃失调是形成疳证的主要原因，常见有饮食失节、脾胃受损，或喂养不当、营养失调，以及其他因素如长期吐泻、慢性腹泻等转化而成疳证。

1. 有效穴位（图 160）

（1）膀胱经：肺俞、肝俞、脾俞、胃俞。

（2）任脉：建里（肚脐直上 3 寸）、中脘（肚脐直上 4 寸）、气海（肚脐直下 1.5 寸）。

（3）胃经：足三里、天枢。

（4）经外：华佗夹脊（第 8～12 胸椎棘突下旁开 0.5 寸）。

（5）脾经：公孙（第 1 跖骨基底部的前下缘，赤白肉际）、三阴交（内踝高点上 3 寸，胫骨内侧面后缘）。

2. 指压经络（线）

（1）任脉：用三指头压法。

（2）膀胱经：用双手拇指压法。

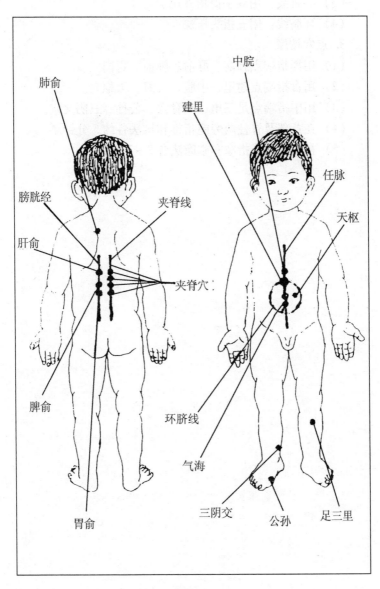

图 160

（3）夹脊线：用双手拇指并压法。

（4）环脐线：用五指头压法。

3. 点穴按摩

（1）用拇指端点肺俞、肝俞、脾俞、胃俞穴。

（2）用食指端点建里、中脘、气海、天枢穴。

（3）用中指端点足三里、夹脊穴、公孙、三阴交穴。

（4）在背部及脊柱两旁施指推和揉法各约5分钟。

（5）在胸腹部施指摩和掌摩法各2~3分钟。

第九章　五官科病证

一、耳鸣、耳聋

耳鸣、耳聋是听觉异常的两种症状，可由多种疾病引起。耳鸣是以自觉耳内鸣响，有如蝉声或潮声为主证；耳聋是以听力减退或听觉丧失为主证。

1. 有效穴位（图 161）

（1）膀胱经：肾俞、肝俞、胆俞。

（2）督脉：大椎、身柱（第 3 胸椎棘突下旁开 1.5 寸）。

（3）肾经：太溪（内踝与跟腱之间凹陷中）。

（4）胆经：听会、上关、风池。

（5）三焦经：耳门、翳风。

2. 指压经络（线）

（1）膀胱经：用双手拇指压法。

（2）胆经：用单手拇指压法。

（3）督脉：用双手拇指并压法。

（4）环耳线：用三指头压法。

（5）发际线：用双手拇指压法。

3. 点穴按摩

（1）用拇指端点肾俞、肝俞、胆俞、大椎、身柱穴。

（2）用食指端点上关、听会、耳门、下关穴。

（3）用屈食指关节点太溪、风池、翳风穴。

（4）在耳根和耳周施指推和指揉法各 2～3 分钟。

（5）在耳根和耳周施指尖击法 100～200 次。

二、慢性鼻炎

慢性鼻炎是一种常见的鼻腔黏膜及黏膜下层的慢性炎症，通常包括慢性单纯性鼻炎和慢性肥厚性鼻炎。其主要症状为间歇性或交替性或持续性鼻塞，黏稠涕多，天气转暖或活动时鼻

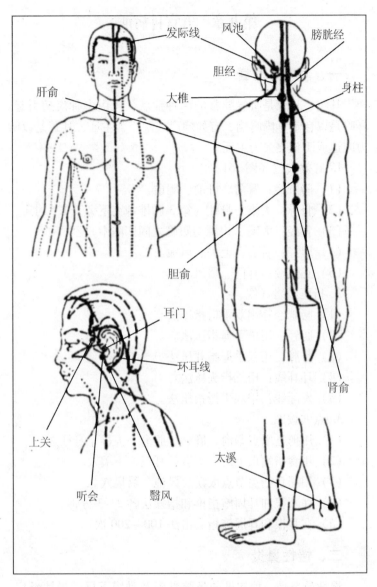

图 161

塞改善。本病属中医学"鼻窒"范畴。其病因病机为肺脾气虚、郁滞鼻窍，或邪毒久留、气滞血瘀。

1. 有效穴位（图162）

（1）膀胱经：风门、肺俞、脾俞、气海俞。

（2）任脉：气海、关元。

（3）经外：华佗夹脊（第1~5胸椎棘突下旁开0.5寸）、印堂（两眉头连线的中点）。

（4）大肠经：迎香（鼻翼旁0.5寸，鼻唇沟中）、合谷。

（5）督脉：素髎（鼻尖正中）、百会。

2. 指压经络（线）

（1）膀胱经：用双手拇指压法。

（2）督脉：用双手拇指并压法。

（3）大肠经：用单手拇指压法。

（4）眉棱线：用三指头压法。

（5）夹脊线：用四指关节排压法。

3. 点穴按摩

（1）用拇指端点风门、肺俞、脾俞、气海俞穴。

（2）用中指端点气海、关元、迎香、印堂穴。

（3）用食指端点华佗夹脊、合谷穴。

（4）在面部、鼻旁和鼻翼上施擦法及指推法各1~2分钟。

（5）在鼻翼及两旁施指摩和指揉法各1~2分钟。

三、过敏性鼻炎

过敏性鼻炎又称变态反应性鼻炎，是身体对某些过敏原敏感性增高而出现的以鼻黏膜病变为主的一种异常反应。分常年性和季节性过敏性鼻炎两种。其主证为突然阵发性鼻塞、喷嚏、流大量清涕。本病属中医学"鼻鼽"范畴。其病因病机为肺气虚弱或脾胃气虚，复感风寒之邪而致肺气不通，鼻窍壅滞。

1. 有效穴位（图163）

（1）膀胱经：风门、肺俞、气海俞。

（2）任脉：气海、膻中（两乳头连线中点）。

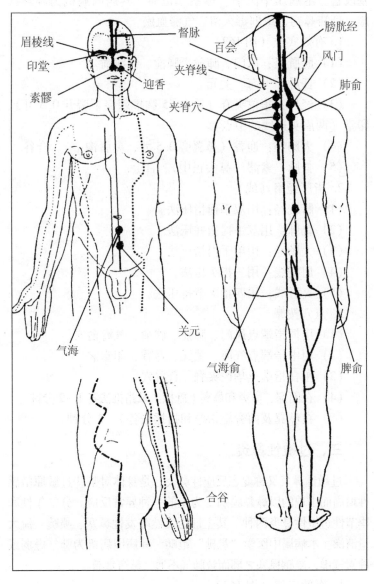

图 162

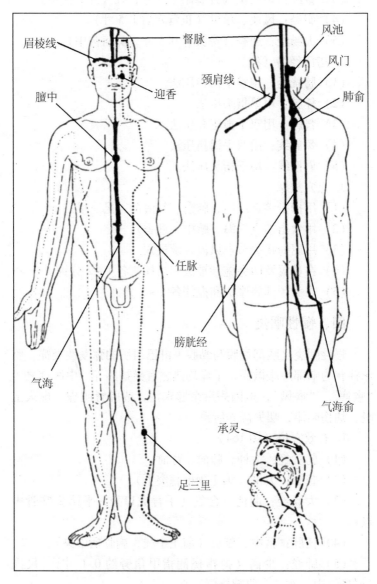

图 163

（3）胃经：足三里（外膝眼下3寸，胫骨外1横指）。

（4）胆经：风池、承灵（正营穴后1.5寸）。

（5）大肠经：迎香（鼻翼旁0.5寸，鼻唇沟中）。

2. 指压经络（线）

（1）膀胱经：用双手拇指压法。

（2）任脉：用单指头压法。

（3）督脉：用双手拇指并压法。

（4）颈肩线：用双手拇指压法。

（5）眉棱线：用三指头压法。

3. 点穴按摩

（1）用拇指端点风门、肺俞、气海俞、足三里穴。

（2）用食指端点气海、膻中、迎香穴。

（3）用屈拇指关节点风池、承灵穴。

（4）在鼻翼及两旁施指推法和指揉法各1~2分钟。

（5）在头颈部施摩法和捏法各2~3分钟。

四、慢性咽炎

　　慢性咽炎是咽部黏膜与黏膜下淋巴组织的弥漫性炎症。临床症状为咽部憋胀微痛、干燥灼热、有异物感等。中医称之为"喉痹"、"喉风"，多因病后余邪未清，或肺肾阴虚，虚火上炎，灼伤阴津，咽失濡养所致。

1. 有效穴位（图164）

（1）膀胱经：大杼、肺俞、肾俞。

（2）督脉：大椎（第7颈椎棘突下）。

（3）大肠经：曲池、合谷（手背虎口处，平第2掌骨中点）。

（4）任脉：膻中、璇玑（前正中线，胸骨柄中央）。

（5）肺经：少商（拇指桡侧指甲角旁约0.1寸）、尺泽（肘横纹中，肱二头肌腱桡侧）。

2. 指压经络（线）

（1）膀胱经：用双手拇指压法。

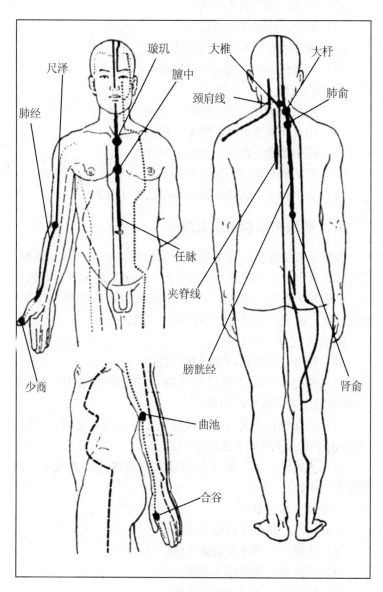

图164

（2）任脉：用三指头压法。

（3）肺经：用单手拇指压法。

（4）颈肩线：用双手拇指压法。

（5）夹脊线：用四指关节排压法。

3. 点穴按摩

（1）用拇指端点大杼、肺俞、肾俞、大椎穴。

（2）用食指端点少商、膻中、璇玑穴。

（3）用中指端点曲池、合谷、尺泽穴。

（4）在咽喉及颈项部施轻捏法各 2~3 分钟。

（5）在上胸及上背部施推法和摩法各 1 分钟。

五、颞颌关节功能紊乱症

颞颌关节功能紊乱症主要表现为颞颌关节区疼痛、弹响、肌肉酸胀麻木、运动障碍、张口受限和咀嚼肌无力等一系列症状。本病属中医学"颌痛"范畴。其病因病机为外感风寒、外伤经筋，或先天不足而致筋骨失濡、机关失利。

1. 有效穴位（图 165）

（1）经外：阿是穴（关节痛点处）。

（2）胃经：下关（颧弓与下颌切迹之间凹陷中）、颊车（下颌角前上方 1 横指凹陷中）。

（3）三焦经：外关（腕背横纹上 2 寸，两骨之间）、翳风（乳突前下方，平耳垂下缘凹陷中）。

（4）大肠经：手三里（在阳溪穴与曲池穴的连线上，曲池穴下 2 寸处）、合谷。

2. 指压经络（线）

（1）胃经：用双手拇指并压法。

（2）大肠经：用单手拇指压法。

（3）三焦经：用三指头压法。

（4）环耳线：用双手拇指压法。

（5）阿是穴：用掌根压法。

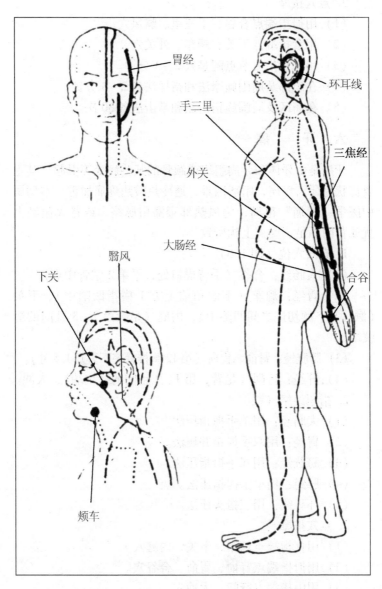

图 165

3. 点穴按摩

（1）用拇指端点合谷、手三里、翳风穴。

（2）用食指端点下关、颊车、外关穴。

（3）用屈食指关节点阿是穴 2~3 分钟。

（4）在患部及周围施摩法和指揉法各 2~3 分钟。

（5）在痛区及周围施指击法和掌击法各 50 次。

六、牙　　痛

牙痛是由牙体和牙周组织或颌骨的某些病变等引起。其主要症状为牙齿疼痛，咀嚼困难，遇冷热酸甜疼痛加重。本病属中医学"齿痛"范畴，为风热邪毒滞留脉络，或肾火循经上扰或肾阴不足、虚火上扰所致。

1. 有效穴位（图 166）

（1）大肠经：合谷（手背虎口处，平第 2 掌骨中点）。

（2）胃经：颊车（下颌角前上方 1 横指凹陷中）、下关（颧弓与下颌切迹之间凹陷中）、内庭（足背第 2、3 趾间的缝纹端）。

（3）膀胱经：肾俞、胃俞（第 12 胸椎棘突下旁开 1.5 寸）。

（4）肝经：行间（足背，第 1、2 趾间的缝纹端）、太冲。

2. 指压经络（线）

（1）大肠经：用单手拇指压法。

（2）胃经：用双手拇指并压法。

（3）膀胱经：用双手拇指压法。

（4）肝经：用单手拇指压法。

（5）环耳线：用三指头压法。

3. 点穴按摩

（1）用食指端点颊车、下关、内庭穴。

（2）用拇指端点肾俞、胃俞、合谷穴。

（3）用中指端点行间、太冲穴。

（4）在痛区及周围施摩法和大鱼际揉法各 1 分钟。

（5）在痛区及周围施指推法和拇指端点法各 1 分钟。

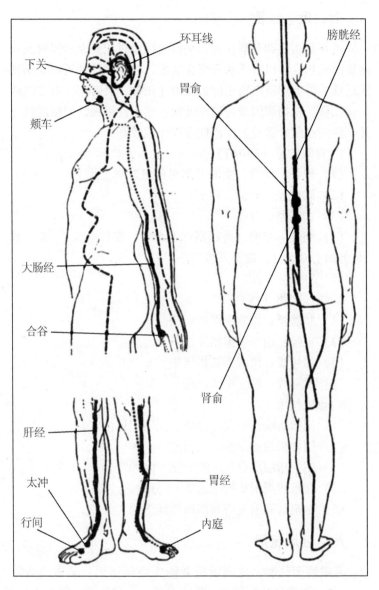

环耳线

下关

胃俞

膀胱经

颊车

大肠经

合谷

肾俞

肝经

太冲

胃经

行间

内庭

图 166

七、近　视

近视是指在调节静止时，平行光线经过屈光介质投射到视网膜前成焦点。以有无病理变化为准，分为单纯性近视和病理性近视。前者用镜电矫正时远视力达正常，后者用镜电难以纠正达正常。根据病因分为轴性近视、屈光性近视、假性近视三类。经穴点压疗法对治疗假性近视疗效较好。

1. 有效穴位（图 167）

（1）经外：印堂、上明（眉弓中点，眶上缘下）。

（2）膀胱经：肝俞、肾俞。

（3）大肠经：合谷。

（4）胆经：光明（外踝高点上 5 寸，腓骨前缘）、瞳子髎（目外眦旁 0.5 寸，眶骨外缘凹陷中）、风池。

（5）肝经：太冲。

2. 指压经络（线）

（1）膀胱经：用双手拇指压法。

（2）胃经：用单手拇指压法。

（3）眉棱线：用双手拇指压法。

（4）发际线：用三指头压法。

3. 点穴按摩

（1）用拇指端点肝俞、肾俞、光明、风池穴。

（2）用食指端点印堂、上明穴。

（3）用中指端点合谷、瞳子髎、太冲穴。

（4）在眼睛周围施指推法 2~3 分钟。

（5）在眼睛周围及前额部施指揉法约 3 分钟。

八、迎风流泪

凡眼睛无红肿，见风泪出者称为迎风流泪，又称"溢泪症"，是一种常见的眼科病。临床表现为迎风流泪，泪水清稀，日久视物不清，平时自感目涩等症状。中医认为本病由于肝肾不足，不能帅血上承养目，又因感受风寒，寒邪上袭于目，泪

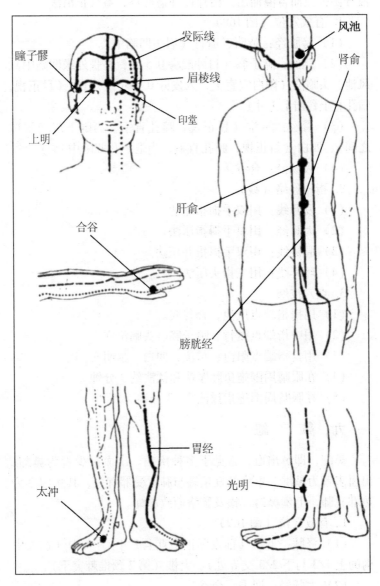

图 167

液分泌失控而自溢涌出。治疗以补益肝肾，益气止泪法。

1. 有效穴位（图168）

（1）膀胱经：睛明、攒竹（眉头凹陷中）。

（2）胆经：瞳子髎（目外眦旁0.5寸，眶骨外缘凹陷中）、风池、头临泣（阳白穴直上，入发际0.5寸）、阳白（目正视，瞳孔直上，眉上1寸）。

（3）胃经：承泣（目正视，瞳孔直下，当眶下缘与眼球之间）、四白（目正视，瞳孔直下，当眶下孔凹陷中）。

（4）大肠经：合谷。

2. 指压经络（线）

（1）发际线：用双手拇指压法。

（2）大肠经：用单手拇指压法。

（3）眉棱线：用双手拇指并压法。

（4）环耳线：用三指头压法。

3. 点穴按摩

（1）用拇指端点风池、合谷穴。

（2）用中指端点攒竹、瞳子髎、头临泣穴。

（3）用食指端点阳白、承泣、四白、睛明穴。

（4）在眼睛周围施鱼际摩法和揉法约3分钟。

（5）在眼睛周围施指揉法2~3分钟。

九、鼻　衄

鼻衄，即鼻出血，常见于多种疾病。出血量少者为鼻衄；出血多者为鼻洪。本病的发生多与肺胃受邪有关，其病因多为热邪犯肺，上壅鼻窍，损及肺络而致鼻衄。

1. 有效穴位（图169）

（1）督脉：上星（前发际正中直上1寸）、人中（在人中沟的上1/3与下2/3交界处）、大椎（第7颈椎棘突下）。

（2）大肠经：迎香、合谷。

（3）肺经：少商（拇指桡侧指甲角旁约0.1寸）、尺泽（肘横纹中，肱二头肌腱桡侧缘）。

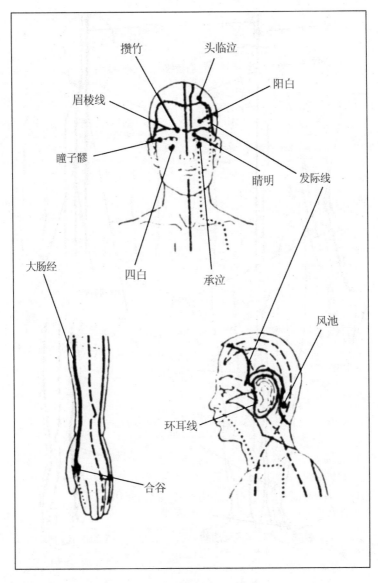

图 168

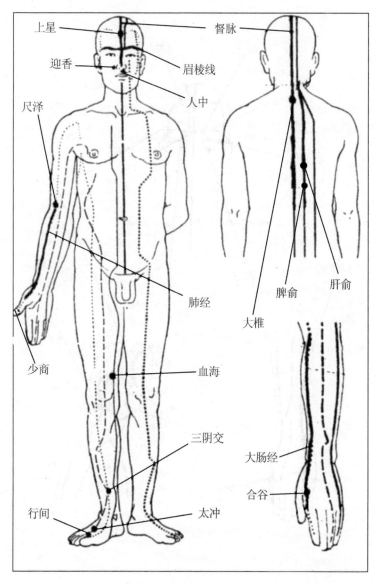

图 169

（4）肝经：太冲（足背第 1、2 跖骨结合部之前凹陷中）、行间（足背第 1、2 趾间缝纹端）。

（5）脾经：血海（髌骨内上缘上 2 寸）、三阴交。

（6）膀胱经：脾俞、肝俞。

2. 指压经络（线）

（1）督脉：用双手拇指并压法。

（2）肺经：用单手拇指压法。

（3）大肠经：用三指头压法。

（4）眉棱线：用双手拇指压法。

3. 点穴按摩

（1）用食指端点人中、上星、迎香、少商穴。

（2）用中指端点合谷、太冲、行间、尺泽穴。

（3）用拇指端点大椎、脾俞、肝俞、血海、三阴交穴。

（4）在鼻旁及前额施擦法和摩法各 2 分钟。

（5）在面部施揉法 1～2 分钟。

第十章 皮肤科病证

一、痤 疮

痤疮是青春期常见的皮肤病，表现为颜面发生散在的针头或米粒大小的粟疹，或见黑头，能挤出粉渣样物。多见于青年男女。过食肥甘厚味，脾胃湿热，内蕴上蒸；或肺经蕴热，外受风邪；或冷水渍洗，使血热蕴结，均可酿成本病。

1. 有效穴位（图 170）

（1）膀胱经：肺俞、肝俞、胃俞、膈俞。

（2）督脉：大椎（第 7 颈椎棘突下）。

（3）大肠经：迎香（鼻翼旁 0.5 寸，鼻唇沟中）、合谷。

（4）胃经：巨髎（目正视，瞳孔直下，平鼻翼下缘处）、地仓（口角旁 0.4 寸）、内庭（足背第 2、3 趾间缝纹端）。

2. 指压经络（线）

（1）督脉：用双手拇指并压法。

（2）膀胱经：用四指关节排压法。

（3）大肠经：用单手拇指压法。

（4）夹脊线：用双手拇指压法。

3. 点穴按摩

（1）用拇指端点肺俞、肝俞、胃俞、膈俞穴。

（2）用屈食指关节点大椎、合谷、内庭穴。

（3）用食指端点迎香、巨髎、地仓穴。

（4）在头颈及肩背部施指推法和捏法各 2～3 分钟。

二、面部色斑

面部色斑是指颜面部色素加深性皮肤病，中医称之为"面尘"、"黧黑斑"、"肝斑"等。其特点为颜面部可见色素斑，呈黄褐色至暗褐色，形状不规则，边界清楚或模糊不清，邻近者倾向融合，尤以额、鼻、唇及颏部多见。一般无自觉症状。

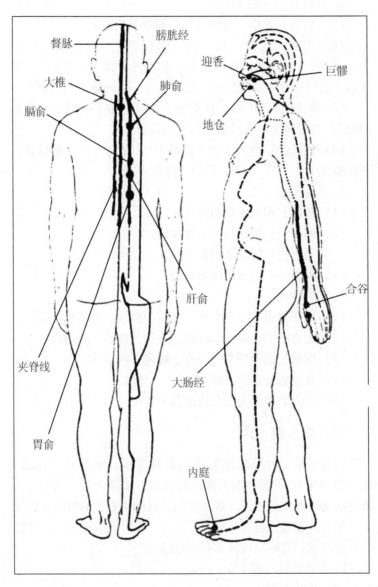

图 170

1. 有效穴位（图 171）

（1）督脉：大椎、至阳（第 7 胸椎棘突下）。

（2）胃经：四白（目正视，瞳孔直下，当眶下孔凹陷中）、巨髎（目正视，瞳孔直下，平鼻翼下缘处）、下关（颧弓与下颌切迹之间的凹陷中，合口有孔、张口即闭）、内庭。

（3）大肠经：迎香（鼻翼旁 0.5 寸，鼻唇沟中）、曲池（屈肘，当肘横纹外端凹陷中）、合谷。

（4）膀胱经：攒竹（眉头凹陷中）、膈俞（第 7 胸椎棘突下，旁开 1.5 寸）、心俞、肝俞、脾俞。

2. 指压经络（线）

（1）督脉：用双手拇指并压法。

（2）膀胱经：用四指关节排压法。

（3）夹脊线：用双手拇指压法。

（4）大肠经：用单手拇指压法。

3. 点穴按摩

（1）用屈食指关节点大椎、至阳、曲池、合谷、内庭穴。

（2）用食指端点四白、巨髎、下关、迎香、攒竹穴。

（3）用拇指端点膈俞、心俞、肝俞、脾俞穴。

（4）在面部施摩法、揉法各 2~3 分钟。

（5）在面部施指尖击和拍法各 100 次。

三、白 癜 风

白癜风是一种局限性皮肤色素脱失病。中医称"白癜"或"白驳风"。其特点是局限性脱色斑，边缘清楚，周边与健康皮肤交界处皮色较深，新发生损害周围常有暂时性炎症性星轮，单发或多发，可互相融合成大片，患处毛发可变白，无任何自觉症状，日晒后损害部有灼痒感。

1. 有效穴位（图 172）

（1）皮损局部。

（2）膀胱经：肺俞、心俞、膈俞、肝俞。

（3）肺经：侠白（天府穴下 1 寸，肘横纹上 5 寸）。

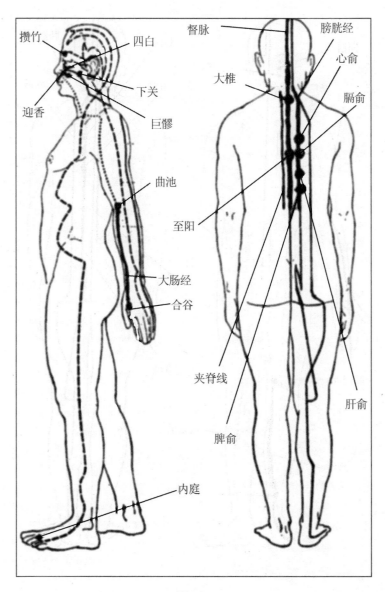

图 171

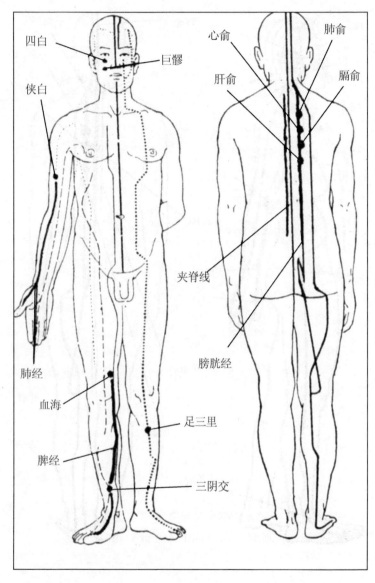

心俞　肺俞
四白
巨髎
肝俞　膈俞
侠白

夹脊线

肺经

血海

膀胱经

脾经

足三里

三阴交

图 172

（4）脾经：三阴交、血海（髌骨内上方2寸）。

（5）胃经：巨髎（目正视，瞳孔直下，平鼻翼下缘处）、四白（目正视，瞳孔直下，当眶下孔凹陷中）、足三里。

2. 指压经络（线）

（1）膀胱经：用双手拇指压法。

（2）肺经：用单手拇指压法。

（3）脾经：用双手拇指并压法。

（4）夹脊线：用四指关节排压法。

（5）皮损局部：用掌根作间歇压法。

3. 点穴按摩

（1）用拇指端点肺俞、心俞、膈俞、肝俞穴。

（2）用食指端点侠白、巨髎、四白穴。

（3）用屈食指关节点三阴交、血海、足三里穴。

（4）在皮损局部及周围施指摩和指揉法各2分钟。

（5）在皮损局部及周围施指击法和拍法各100次。

四、荨　麻　疹

荨麻疹是一种常见的过敏性皮肤病。以大小不等的局限性风疹块损害，骤然发生，发无定处，时隐时现，来去迅速，瘙痒剧烈，愈后不留任何痕迹为特点。为表虚风寒、风热蕴结肌肤，或过食膏粱厚味、肠胃不和、湿热郁于肌肤所致。

1. 有效穴位（图173）

（1）膀胱经：肺俞、胃俞、脾俞、大肠俞。

（2）经外：华佗夹脊（第1～9胸椎棘突下旁开0.5寸）。

（3）任脉：气海、关元。

（4）督脉：大椎（第7颈椎棘突下）。

（5）脾经：血海（髌骨内上方2寸）、三阴交。

（6）大肠经：曲池（屈肘，当肘横纹外端凹陷中）。

（7）胃经：足三里（外膝眼下3寸，胫骨外1横指）。

2. 指压经络（线）

（1）膀胱经：用双手拇指压法。

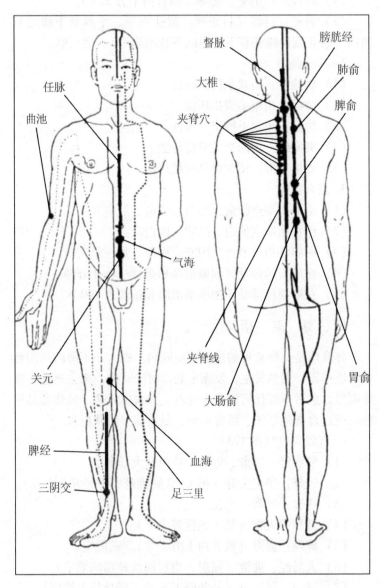

图 173

（2）任脉：用三指头压法。

（3）脾经：用单手拇指压法。

（4）督脉：用双手拇指并压法。

（5）夹脊线：用四指关节排压法。

3. 点穴按摩

（1）用拇指端点肺俞、胃俞、脾俞、大肠俞、曲池穴。

（2）用屈食指关节点华佗夹脊、大椎、足三里穴。

（3）用中指端点气海、关元、血海、三阴交穴。

（4）在华佗夹脊穴上施指推法2～3分钟。

（5）在肚脐周围施摩法和揉法各2～3分钟。

五、斑　秃

斑秃又名"鬼剃头"，系突然发生于头部的一种无炎症的局限性脱发，因为头发成斑块状脱落，故名斑秃。它属于中医学的"油风"范围。本病多因肝肾阴亏，气血不足，腠理不固，风邪乘虚侵入，以致风盛血燥，毛发失养而引起。

1. 有效穴位（图174）

（1）膀胱经：肝俞、脾俞、肾俞。

（2）督脉：百会（两耳直上，头顶正中）、哑门（后发际正中直上0.5寸）。

（3）肾经：涌泉、太溪（内踝高点与跟腱间凹陷中）。

（4）心经：神门（腕横纹尺侧端，尺侧腕屈肌腱的桡侧凹陷中）。

（5）胃经：足三里（外膝眼下3寸，胫骨外1横指）。

（6）心包经：内关（腕横纹上2寸，两筋之间）。

2. 指压经络（线）

（1）督脉：用双手拇指并压法。

（2）膀胱经：用双手拇指压法。

（3）肾经：用单手拇指压法。

（4）发际线：用双手拇指压法。

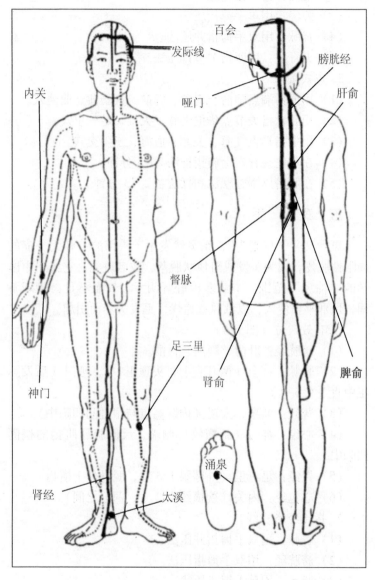

图 174

3. 点穴按摩

（1）用拇指端点肝俞、脾俞、肾俞、百会穴。

（2）用屈食指关节点哑门、涌泉、足三里穴。

（3）用食指端点太溪、神门、内关穴。

（4）在患部及头区施推法和摩法各约5分钟。

（5）在患部及周围施揉法和指尖击法各约5分钟。